云南道地药材

YUNNAN
DAODI YAOCAI
JIANBIE YU
SHIYONG

鉴别与食用

赵仁
李文 主编

《云南道地药材鉴别与食用》编委会 编

U0298677

YNKJ 云南出版集团
云南科技出版社
·昆明·

图书在版编目（CIP）数据

云南道地药材鉴别与食用 /《云南道地药材鉴别与食用》编委会编. -- 昆明：云南科技出版社, 2020.7
ISBN 978-7-5587-2886-0

Ⅰ. ①云… Ⅱ. ①云… Ⅲ. ①中药材—中药鉴定学—云南②中药材—食物疗法 Ⅳ. ①R282.5②R247.1

中国版本图书馆CIP数据核字(2020)第112814号

云南道地药材鉴别与食用

《云南道地药材鉴别与食用》编委会　编

赵　仁
李　文　主编

责任编辑：唐坤红　洪丽春
助理编辑：张　朝
封面设计：长策文化
责任校对：张舒园
责任印制：蒋丽芬

书　　号：ISBN 978-7-5587-2886-0
印　　刷：云南灵彩印务包装有限公司
开　　本：787mm×1092mm　1/16
印　　张：13.75
字　　数：318千字
版　　次：2020年7月第1版
印　　次：2020年7月第1次印刷
定　　价：58.00元

出版发行：云南出版集团公司　云南科技出版社
地　　址：昆明市环城西路609号
网　　址：http://www.ynkjph.com/
电　　话：0871-64190889

编写人员名单

顾　问：朱兆云　苏　豹

主　编：赵　仁　李　文

编　委：赵　仁　李　文　郭云江　提　布　李　焱　李惠娟

　　　　毛志坚　胡学礼　杨　蕾　张学莉　宁竹青　孙岭明

　　　　苏　莎　洪慧敏　宗继龙　岳玲杰　夏　瑶　章　敏

　　　　梁建华　李　强　彭慧娉

分品种编写人员

冬虫夏草鉴别：苏　莎　毛志坚

石斛鉴别：洪慧敏　周雲楠

贝母鉴别：孙岭明　丁希扬

云当归鉴别：李　强　崔生丽

黄精鉴别：岳玲杰　张溢芮

天麻鉴别：章　敏　李惠娟

三七鉴别：宗继龙　普春荣

砂仁鉴别：夏　瑶　李　虹

重楼鉴别：梁建华　雷　飞

白及鉴别：宁竹青　任思瑶　李　琴

中医药学有三千多年历史，源远流长，为中华民族的繁衍昌盛及中华文明的传承发展做出了重要贡献。时至今日，人类健康和生命科学面临越来越多挑战，中医药学历久弥新，愈发显示了勃勃生机。中药材(特别是名贵药材)性状鉴别历来就是历代中医药人士必须熟悉和掌握的基本技能，也是中医药传承发展的重要内容，不需要现代科学仪器，只需依靠简明扼要传统经验与方法，依据各种中药材独有的性状特征、色泽、气味辨别出其真假优劣。

随着国家经济的快速发展，人们对身体健康和美好生活的追求和愿望日益增强，一些名贵中药材成为追逐目标，但名贵药材珍稀特性的孕育需要良好而又严酷的自然环境，也需要长期的日月轮回。珍稀名贵资源的紧缺与人们的旺盛需求形成了巨大不平衡，导致不良商家造假、掺假以谋求利益，这给广大人民群众选择名贵药材带来困难与困惑，花了钱却得不到好品质的名贵药材。我们组织云南白药集团中药资源有限公司长期从事质量工作的团队和相关科研单位与企业长期从事中药工作人员，选择了云南重要的十种珍稀名贵中药材，用一些传统但简单、实用的鉴别方法，结合日积月累的知识经验编写了本书，希望用此书中点滴名贵药材知识帮助大家辨别出药材的真伪与优劣，正确使用云南名贵药材商品，服务于广大人民群众购买货真价实的名贵药材。

由于我们水平有限，错漏之处在所难免，诚恳希望读者批评指正。

目录
CONTENTS

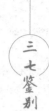
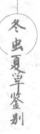
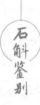
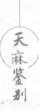

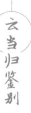
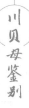

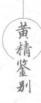

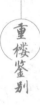

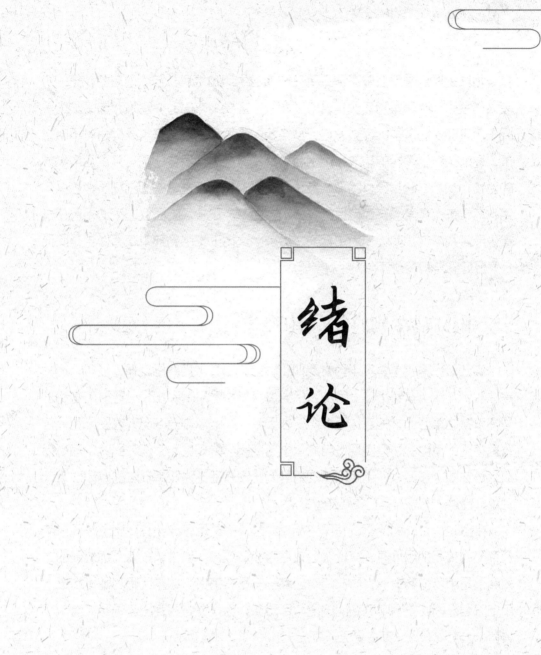

绪论

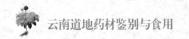

祖国的医药学是我国劳动人民在长期的生产和生活实践中创造的，是一个伟大的宝库，中药鉴别知识是这个宝库中的重要组成部分。它是我国劳动人民几千年来同疾病斗争的经验总结，从实践中产生和发展起来。人们通过不断尝试，逐渐认识了药物的功效，运用眼、耳、鼻、舌等身体的感官来识别自然界的植物、动物、矿物药材的形、色、气、味的独有特性，鉴别出物质能否供药用，有毒或无毒等。古代传说的"神农尝百草"正是反映了我国劳动人民在长期生产实践中识别药物的历史事实，历史上流传下来的各种本草著作更是防治疾病保健强身和识别药物的经验结晶。

一、中药商品鉴别的含义与任务

中药商品鉴别是鉴定中药材品种和质量，研究中药商品流通、经营管理的一门应用知识。其实历史上劳动人民通过身体感官来辨别出某些药材特有的差异性来鉴别某些药材的真伪与优劣，今天我们在继承中药商品传统鉴别和经营管理经验的基础上，运用现代自然科学与商品学的理论和方法，研究中药商品来源、性状、显微、理化和品质规格等的鉴别特征，对于保证中药商品质量、功效、经营、流通都具有重要的意义。

中药是一类防病治病的特殊商品，必须从人民用药安全有效出发，确保中药商品质量和使用价值，实现社会效益与经济效益。通常情况下质优价廉的中药商品是市场的畅销货，质次的中药商品多是滞销货，伪品与假药则不能进入市场流通。因此鉴别中药商品的品种与质量，历来在中药商品流通与经营中都具有十分重要意义。其主要任务有：

（一）鉴定中药商品的真伪，确保中药商品的真实性

中药商品交换的主要目的在于利用其药用价值来防病治病、强身保健，从而产生应有的经济效益和社会效益。中药商品价值能否实现，交换目的能否达到，首先取决于中药商品的真伪，只有货真价实才能安全有效地防病治病。

反之伪品与假药轻则无效，延误病情，重则产生毒副作用，加重病情，甚至危及病人的生命安全。如过去曾发生过用丽江山慈姑冒充川贝母，用独活、欧当归或日本当归冒充当归，用莪术、树脂等冒充三七，用天花粉、地瓜等冒充山药，用大丽菊根、芭蕉芋、马铃薯等冒充天麻，还有用杏、李、桃等冒充乌梅等等。由此可见，鉴别中药商品的真伪，确保商品真实性，是中药商品鉴别的首要任务。运用"看、摸、嗅、尝"四种方法和水试、火试两种简单物理方法，重点而又全面地观察与感性认识来鉴别确定药物的真假与优劣，这个过程与方法又叫性状鉴别。这种方法在鉴别药物方面具有不需仪器设备、直观感性、随时可用、简便易行、经济廉价等优势。这是我们祖国医药学留下的宝贵资产，值得我们继承与发扬。

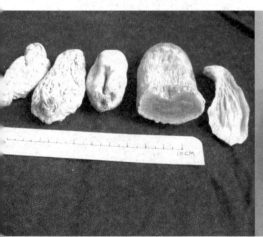

商品天麻

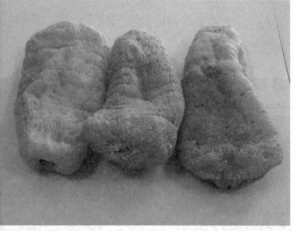

商品天麻

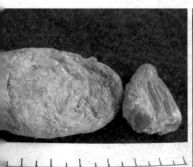

天麻伪品（芭蕉芋去皮）

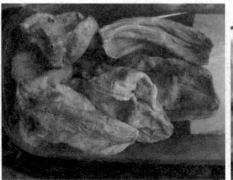

天麻伪品（大丽菊）

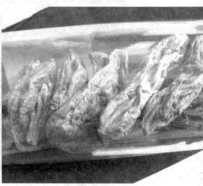

天麻伪品（紫茉莉）

（二）鉴定中药商品的优劣，确保中药商品的质量

中药商品的真伪，是其质量鉴定的基础与前提，再行鉴定其优劣，才是确定中药商品的规格等级，便于按质论价，确保品质。中药商品的优劣与药材生长环境、产地分布、栽培方法、采收时节、药用部位、产地加工、贮存运输等因素有很大的关系，如当归在滇西北（海拔2500m左右）种植时头部粗壮，腿长，细根少，俗称"萝卜归"；而在滇东或滇中（海拔2000m）种植时头部较细小，支根较发达，俗称"螃蟹归"。又如茵陈以春采幼苗入药质量最好，故有"正月茵陈二月蒿，三月只能当柴烧"的说法；茯苓采收回来后要经过发汗过程才能在后边加工出质地结实洁白的茯苓产品。因此，我们要用传统的性状鉴别方法和现代的理化鉴别方法和手段进行鉴定，选择最适宜的气候环境和土壤条件以及规范的种植技术与方法来种植中药材，确保优质高效的中药商品进入中药流通市场。

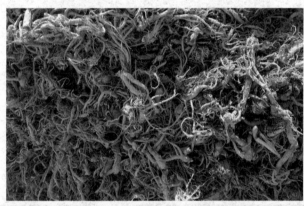

滇东种植的当归

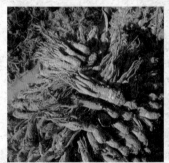 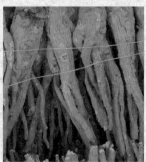 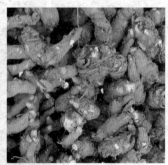

滇西北种植的当归　　　　滇西北种植箱当归　　　　滇西北种植箱当归头

（三）鉴定中药商品的范围，寻找和扩大新药源

中药商品历来是按品种类别来确定其使用范围，以确保其疗效。但随着野生药材难以满足人们日益发展的用药需求，人们需要适当增加同属种源来扩大药源。如石斛商品《中国药典（2005版）》规定来源金钗石斛 *Dendrobium nobile* Lindl.、铁皮石斛 *Dendrobium officinale* Kimura et Migo或流苏石斛 *Dendrobium fimbriatum* Hook及其近似种的新鲜或干燥茎；从《中国药典（2010版）》起将金钗石斛 *Dendrobium nobile* Lindl.、鼓槌石斛 *Dendrobium chrysotoxum* Lindl. 或流苏石斛 *Dendrobium fimbriatum* Hook.的栽培品及其同属植物近似种的新鲜或干燥茎确定为石斛商品使用，而将铁皮石斛

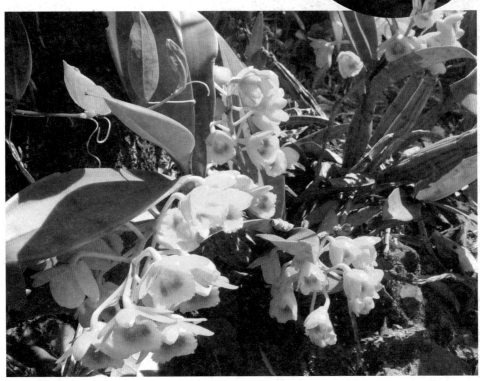

流苏石斛（2005版）

鼓槌石斛（2005版）

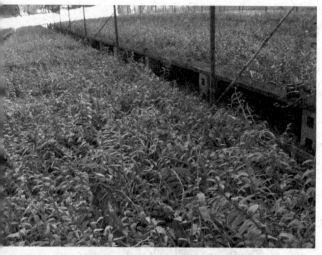

铁皮石斛棚架种植（2005）

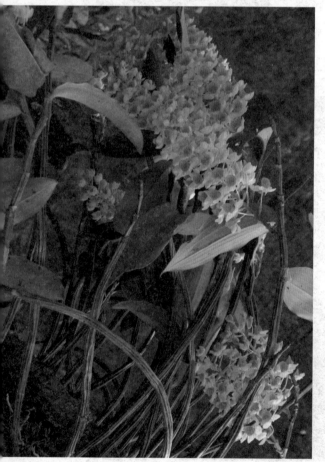

球花石斛（2005年版）

Dendrobium officinale Kimura et Migo 单列为1个品种收载。又如川贝母商品《中国药典2005版》规定来源百合科贝母属4种植物川贝母*Fritillaria cirrhosa* D.Don、暗紫贝母*Fritillaria unibracteata* Hsiao et K.C.Hsia、甘肃贝母*Fritillaria przewalskii* Maxim.或梭砂贝母*Fritillaria delavayi* Franch. 的干燥鳞茎作为法定药用植物来源。到《中国药典（2010版）》将百合科贝母属6种植物川贝母*Fritillaria cirrhosa* D.Don、暗紫贝母*Fritillaria unibracteata* Hsiao et K.C.Hsia、甘肃贝母*Fritillaria przewalskii* Maxim.、梭砂贝母*Fritillaria delavayi* Franch.、太白贝母*Fritillaria taipaiensis* P.Y.Lit和瓦布贝母*Fritillaria unibracteata* Hsiao et K.C.作为商品川贝母的法定药用植物来源。因此，运用传统和现代的性状、理化鉴别方法和手段寻找新的药用资源来满足人们日益增长的用药需求也是中药鉴定学的主要任务之一。

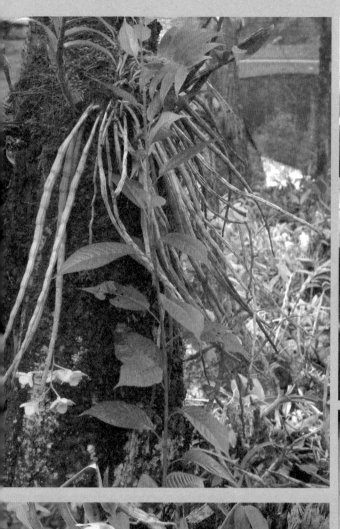
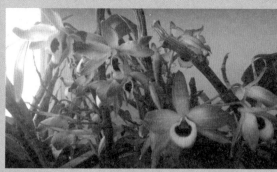
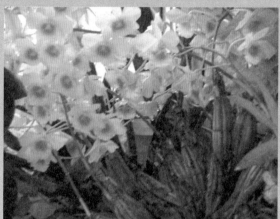
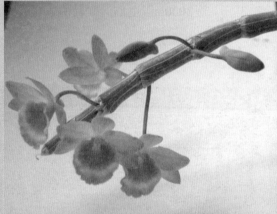
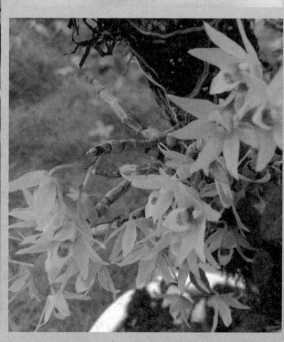
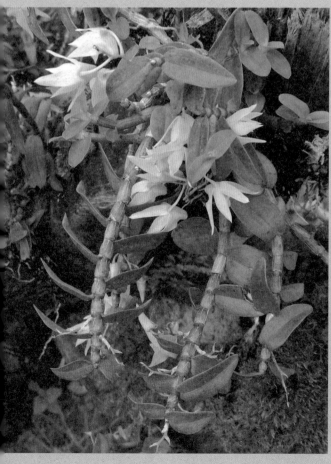

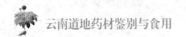
二、中药资源

云南远离海洋，不受台风和盐风的影响，大部分地区热量充足，雨量充沛，非常适宜各种植物的生长，并且云南处于各种植物区系的过渡地带，具有十分复杂的植物生态群落组合区，被人们称为"植物王国"，中草药资源十分丰富。全省已发现高等植物（裸子植物和被子植物）299科，2136属，近14000种，约占全国高等植物种数的1/2。据全省中药资源普查药用植物（包括低等和高等植物）有315科1841属6157种，约占全国的40%，药用植物种数居全国第一。

寒温带：位于滇西北部和滇东北，纬度和地势均为全省最高，年均气温在7.0℃以下，长冬无夏，霜期达6~8个月，积雪期长达半年左右。包括滇西北海拔在3000m以上地区以及滇东北海拔在2800m以上地区，占全省面积的8.57%。野

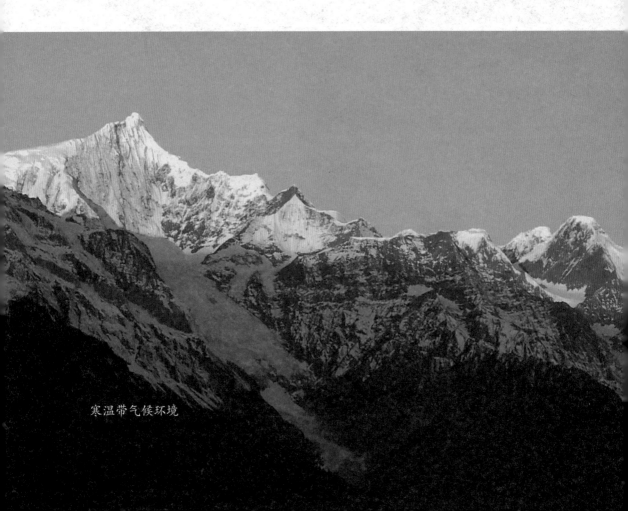

寒温带气候环境

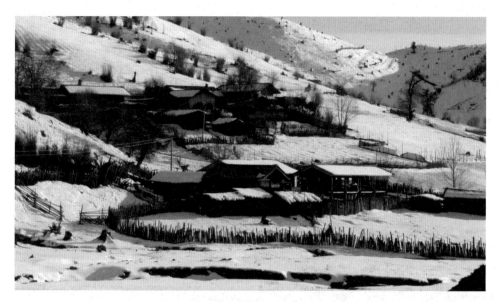

寒温带气候环境

生药材主要有冬虫夏草、川贝母、云黄连、胡黄连、大黄、天麻、黄精、珠子参、玉竹、猪苓、重楼、山珠半夏、天南星、羌活、茯苓、天冬、三分三等；家种药材主要有云木香、秦艽、桔梗、当归、附子、人参等品种，云南省是云木香、云黄连、秦艽、当归、人参属植物最适宜的种植区。我省是地道中药材云木香、云黄连、当归等的主产区，如云木香以色黄白、质坚实、味香浓，油气足、不空心而颇负盛誉，从20世纪70年代起到现在每年都有上万吨优质云木香调往全国。1979年和1983年丽江玉龙县拉美容高山药材试验场在有关单位的帮助下曾引种人参和西洋参成功，西洋参质量与进口药材一致，1990年卫生部批准可与进口西洋参供同等药用。据笔者调查，现今迪庆州的香格里拉市、维西县和丽江地区的玉龙县一些山区乡镇中药材种植收入超过其他粮食和经济作物，是山区群众的主要经济来源。形成规模种植的药材有云木香、秦艽、当归、桔梗、重楼、茯苓、天麻、珠子参、人参、大黄等品种。

中温带：位于滇西北一带海拔2400~2900m的大理州北部、迪庆、丽江大部、怒江及滇东北昭通地区和东川海拔高度2250~2500m区域，占全省总面积的16.51%。年均气温在7.0~12.0℃，气候冷凉，无霜期短，冬季气温低，雨量中等偏下，气候温凉，光照处于中等水平。区域内气候寒冷，热量条件差，降水较少，山高谷深，交通相当不便，经济欠发达。是我国三江并流核心地区，是世界自然文化遗产区域，中草药资源十分丰富。区域内高原峡谷多，冬冷夏凉，寒流灾害频发，局部泥石流严重，森林植被少，农业收入低，但药材种植生产有一定基础。野生药材资源有天麻、雪上一枝蒿、半夏、鱼腥草、茯苓、龙胆草、淫羊藿、重楼、玉竹、鱼腥草、何首乌、川楝子、金荞麦、杜仲、黄柏、厚朴等。区域内天麻和茯苓种植具有较长的历史，20世纪50年代末在宣威县召开全国茯苓种植现场推广会。1967年中科院植物所周铉、刘芳媛等深入昭通天麻产区调查，提出了进行天麻有性繁殖的设想，1969年刘芳媛在天麻有性繁殖上取得了突破。1970年周铉选择了蜜环菌丰富，离彝良县城三十千米的朝天马

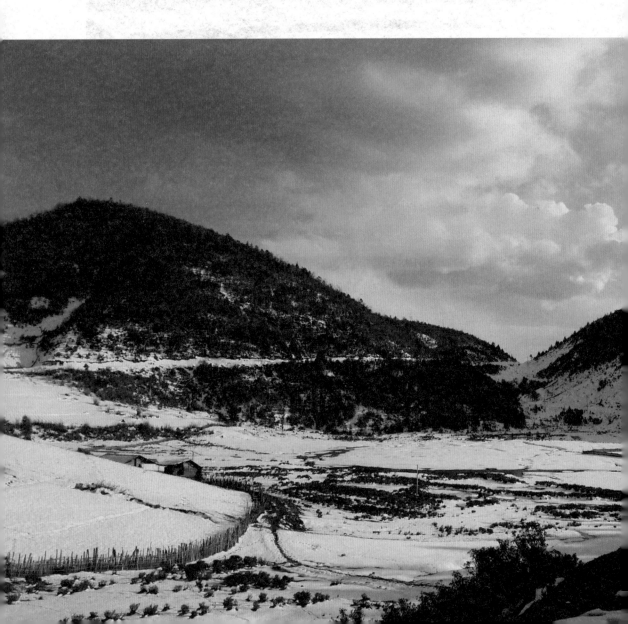

进行天麻有性繁殖试验，在荒无人烟的杂木林区，经过七年的艰苦努力，天麻的有性繁殖首先在云南获得成功。1978年4月云南省科委组织了全国47个有关单位参加的鉴定会，认可了天麻有性繁殖的成果，为以后全国大规模进行天麻种植奠定了坚实的基础。彝良、镇雄等地天麻种植已是当地的主要特色经济产业，每年都有大量优质天麻销往全国各地。区域内还种植半夏、雪上一枝蒿、黄柏、厚朴、杜仲等药材品种。本区域立体气候明显，但有些地方生态脆弱，泥石流和荒漠化严重，山区较为贫困，可结合国家退耕还林、脱贫攻坚等政策，大力发展木本药材杜仲、黄柏、厚朴等品种的种植，逐步改变区域生态环境退化的局面。

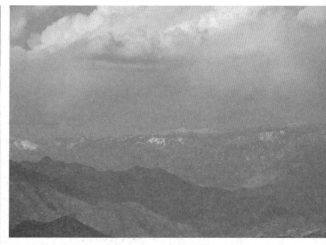

寒温带冬季气候环境

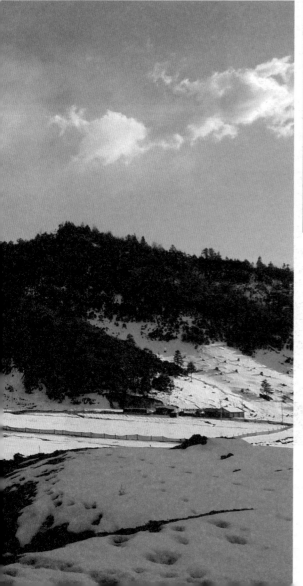

北亚热带：位于青藏高原向云贵高原的过渡地带，包括保山、大理东部、昆明和楚雄的大部分、曲靖南部及大关、砚山、西畴、个旧等地，区域面积约占全省总面积的20.96%。年均气温在14.0~16.0℃，夏无酷暑，冬无严寒，日照充足，除腾冲、罗平雨量较多外，其余雨量中等。高原湖泊和坝子多，土地肥沃。本区域西部为横断山脉，森林茂密，河流纵横，地貌复杂，中南段多纵谷，东部高原面较平缓，多湖泊盆地，分布有面积较大的坝子和断陷湖泊。气候温暖，雨量适中，自然条件十分优越，中药资源较为丰富，仅大理地区就有1540种。野生药材主要有贝母、珠子参、雪茶、雪莲花、天麻、山药、红花、川芎、猪苓、重楼、茯苓、大理藜芦、金荞麦、续断、木瓜、乌梅、天南星、防风、龙胆草、

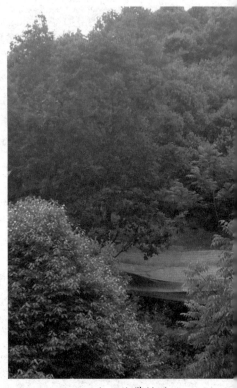

北亚热带植被

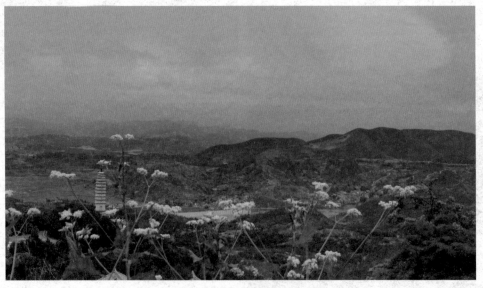

北亚热带地貌

黄芩、滇丹参、草乌、半夏等，但存在开发利用较早，资源下降严重等问题。在中药材种植方面，巍山的红花，弥渡的山药，楚雄的薄荷，姚安的茯苓，曲靖、昭通的半夏，鹤庆的当归都曾是云南的优质地道药材；华坪的附片也曾经非常有名；但红花、山药、乌梅、木瓜、薄荷受市场价格因素的影响，姚安茯苓种植受国家林业政策限制，附片受采收炮制技术影响，生产几经反复，种植生产未能持续，除红花、木瓜、乌梅等品种还有一定的规模化种植发展外，其余品种已退出市场。保护和逐渐恢复野生中草药资源的生长、减少掠夺式采集、恢复区域优势药材的生产种植和濒危物种保护是该区域面临的重要任务。

中亚热带：位于滇东部海拔高度约1100~1500m和滇西部海拔高度约1400~1700m的区域。包括施甸、凤庆、弥渡、绿丰、玉溪、宜良、丘北、广南一线以南至南亚热带之间的区域，金沙江河谷地带的宾川、华坪，怒江河谷的六库、福贡，昭通北部的永善、盐津、巧家、绥江等地也属于此气候带，占

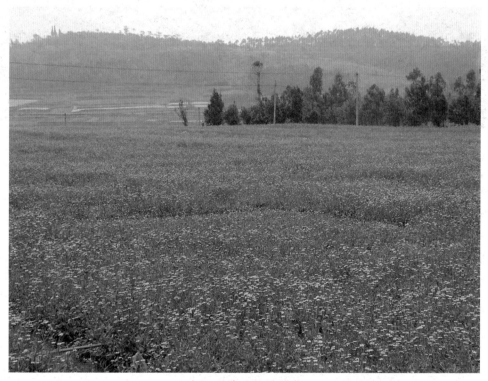

中亚热带种植灯盏花

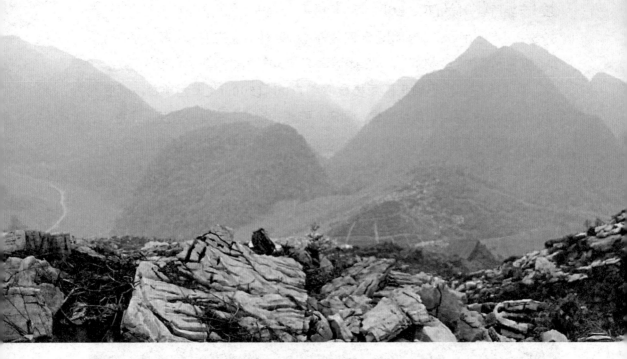

中亚热带地形

全省总面积的16.82%。气候特点是热量条件较好，但水分条件稍有欠缺，年平均气温在16.0~18.0℃，霜期3~4个月，不能满足热带作物生长需求。中亚热带以滇东南岩溶区为主，滇东南岩溶区与黔桂岩溶地貌连成一体，各种岩溶地貌在这里得到充分的发育，有宽广的溶蚀盆地，河流呈强烈切割后形成的开阔坝子及湖泊盆地。主要野生中草药资源有黄草、金银花、灯盏花、龙胆草、滇丹参、仙茅、吴芋、马钱子、青叶胆、大黄藤、通关藤、马槟榔、何首乌、半夏等。区域内的文山、砚山、丘北、广南等县适宜种植三七、黄草、八角、草

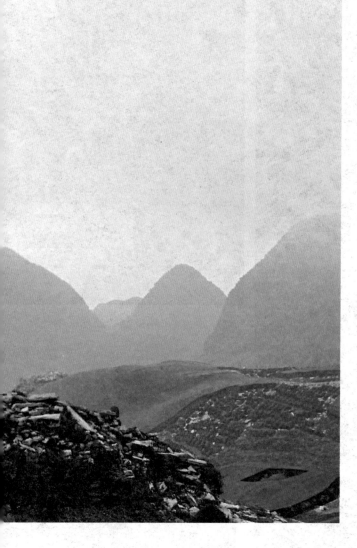

果、金银花、砂仁、千年健等品种。南部边缘富宁、麻栗坡、马关、屏边等地适宜种植八角、草果、肉桂、砂仁、马钱子、黄草等品种。其中富宁的八角、金银花，马关的草果因质量好、产量大而被人们称道。文山地区多年来三七种植稳步发展，形成了三七药材和以三七为主要原料的药品、保健品、食品4大类产品，建立了三七为主的流通市场，各地种植生产的三七商品都要回到这里交易，使三七在地方经济发展中真正起到了龙头作用。西南部玉溪曾种植潞党参、白术、桔梗等品种，后来受甘肃、陕西等省同类产品竞争和本身生产加工跟不上而退出了市场。现三七、灯盏花、草果、八角、金银花等品种建立了相应的生产基地，三七和灯盏花还通过了国家GAP认证，每年都有上百万千克的中药材销往国内外。区域内大黄藤、通关藤、青叶胆、藜豆、七叶莲等原料也大有潜力，具有良好的发展开发前景。

　　南亚热带：位于横断山脉的余脉，哀牢山、无量山、帮马山等向东南延伸扩展的地区，以永德、潞西、梁河以西，哀牢山的云县、南涧、景东一线以南（海拔700~1500m）的地区，以及哀牢山以东石屏、开远、建水、蒙自、富宁等地（海拔400~1100m）的地区。包括德宏州的梁河、潞西，保山地区的昌宁、龙陵、施甸，临沧市的凤庆、永德、云县、双江县，思茅地区的景东、景

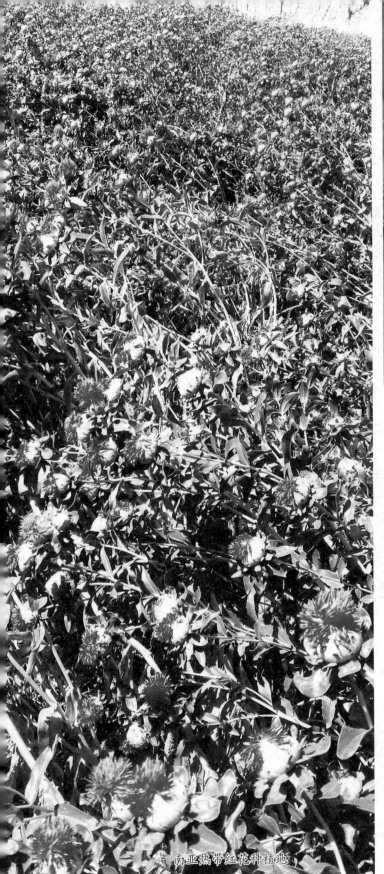

南亚热带红花种植地

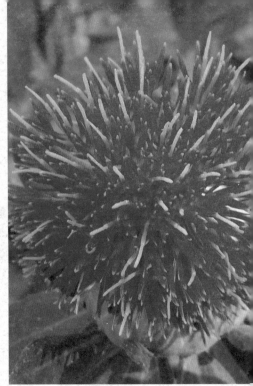

南亚热带红花花序

南亚热带地形

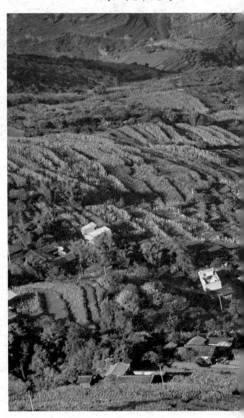

谷、墨江以及红河、元阳、新平、元江等地区。金沙江河谷的元谋、华坪，东川区的新村、巧家等地也属此气候带，约占全省总面积的19.43%。特点是纬度偏低，山地趋缓，山川间距开阔，热量丰富，基本无冬，但偶有奇寒。年平均气温18.0~20.0℃，无霜期330d左右。光照充足，年日照在2200~2500h，滇西南降水较多，如德宏、江城、镇康、思茅等地降水量达1500~2200mm；南涧、蒙自、开远、建水等地降水量仅700~830mm。主要野生药材有黄草、诃子、龙胆草、天冬、砂仁、胡椒、萝芙木、雷丸、仙茅、荜茇、千张纸、苏木、金银花、蔓荆子、郁金、女贞子、何首乌、鸡血藤、大黄藤等品种。昌宁、龙陵、临沧、云县的龙胆草、何首乌、鸡血藤，元阳、红河的草果、八角、大黄藤，景东、景谷县的蔓荆子、茯苓、黄草、胡椒、紫草等药材产量大，质量较好，多销往省内外。但由于长期对野生资源过度采挖，产量已呈大幅下降之势。目前黄草、血竭、胡椒等品种有一定种植规模，但相应产业还跟不上，本区域丰富的中草药资源有待开发利用。

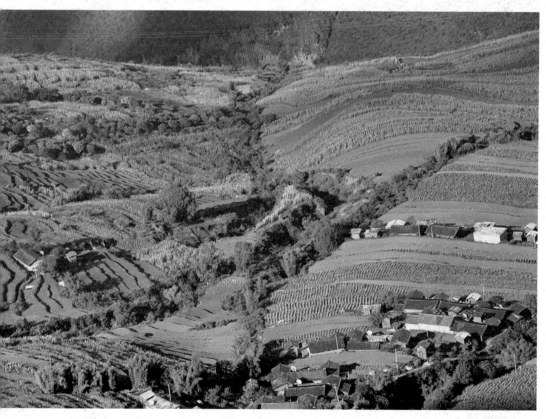

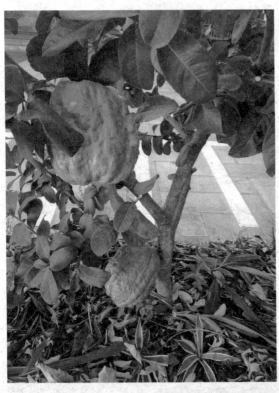

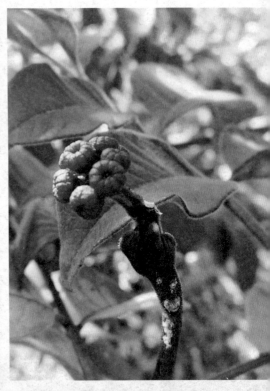

北热带植物药材香橼　　　　　　　　北热带植被物药材吴茱萸

　　北热带：位于世界热带北缘，滇南滇西南边缘地带，与缅甸、老挝、越南相邻。哀牢山以东地区大致分布在海拔350~400m以下区域，哀牢山以西地区分布在海拔高度750~800m以下区域，包括河口、元江、景洪、勐腊、勐海、澜沧、孟连、孟定、潞江坝等地，以及金沙江河谷的元谋、宾川，滇南若干河谷山地附近呈围裙状零星分布的炎热飞地。本气候带又划分为干热地区和湿热地

北热带地形

区，这里山谷相间，山岭海拔低，低山连绵，河谷呈树枝状伸入其间，约占全省总面积的1.24%。本区域气候特点是热量丰富，光照充足，年平均气温21.0~23.0℃，全年基本无霜，大春作物一年三熟。是我国中草药和南药资源富集地区，也是发展南药生产，减少珍稀南药进口的适宜种植区。

以元江、元谋、宾川等地河谷为代表的干热地区，分散于金沙江、澜沧江、怒江、元江河谷的28个县。除澜沧江、元江河谷稍好外，其他均为高山峡谷地貌，谷深坡陡，阶地不发育，资源分散。光热各项指标居全省之首，年降水量在800mm以下，年干燥度在1.9以上，年日照时数在2300h以上。这些区域气候干燥、高热、光照充足。药材资源主要有吴芋、诃子、蔓荆子、红花、川楝子、姜黄、芦荟、补骨脂、佛手、乳香、没药、香橼、苏木等品种。由于气候炎热，水分蒸发量大，空气土壤湿度小，适合发展苏木、吴芋、补骨脂、红花、草果等南药品种。过去曾在元谋引种乳香，在元江、宾川引种番泻叶获得初步成功，后来由于各

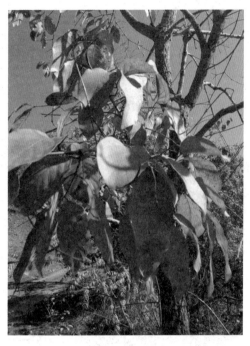

北热带植被物药材诃子树

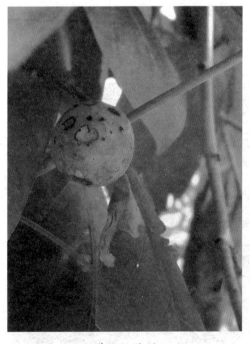

北热带植物药材诃子

种原因未能继续坚持。可在元江、元阳、红河干热河谷选择最适宜区域种植乳香、没药、芦荟、番泻叶等南药品种，形成区域性规模化种植，减少进口，具有较好的市场种植发展前景。

　　以景洪、勐腊、河口、孟定等地为代表的湿热地区，年降水量一般在1400~1800mm之间，年干燥度在0.7~0.9，年日照时数在1800~2000h。气候湿热，长夏无冬，日照充足，雨量充沛，是我省热带雨林和季雨林分布区。光照条件稍逊于元江，但年降水量丰富，蒸发量与降水量接近，适宜橡胶等湿热农作物的生长。仅西双版纳州就拥有植物药189科1715种，是中草药资源种类最丰富的地区。野生中药资源主要有砂仁、草豆蔻、木蝴蝶、苏木、黄草、肉桂、郁金、莪术、姜黄、儿茶、荜茇、槟榔、石斛、龙血树、千年健、胡椒等南药。以及温带药材金银花、黄精、天冬、龙胆草、白及、何首乌等品种也有分布。主要种植阳春砂仁、草果、肉桂、益智仁、丁香、木蝴蝶等。南药品种国内市场经常紧缺，多依靠国外进口来满足市场需求；有些品种药用食用均可开发利用，种植发展前景十分美好。

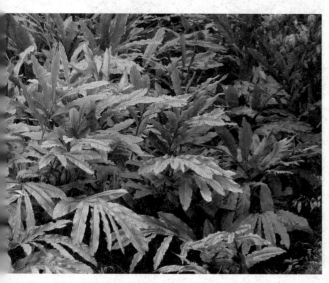

北热带植物药材草果植被

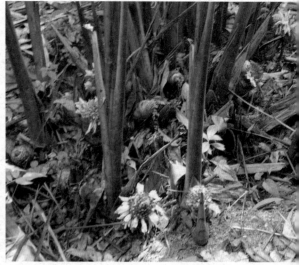

北热植物药材草果花序

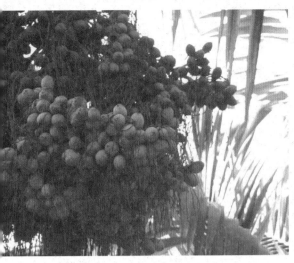

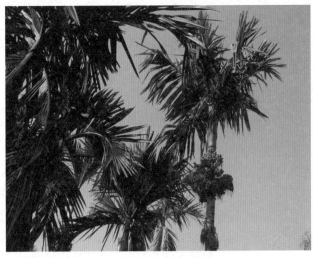

北热带植物药材槟榔果实　　　　　　　　　北热带植物药材槟榔树

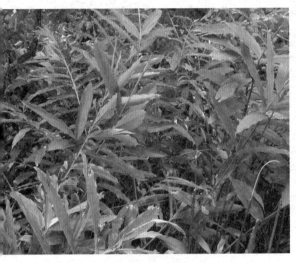

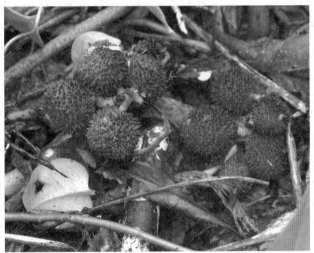

北热带植物药材阳春砂仁生态　　　　　　北热带植物药材阳春砂仁果实

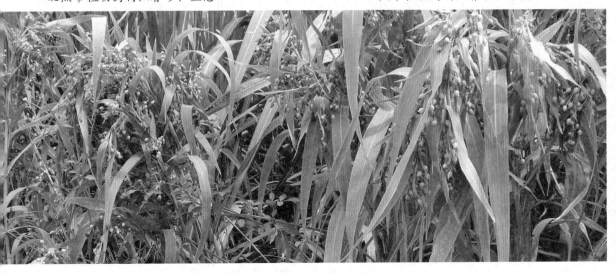

北热带植物药材薏苡仁

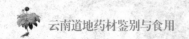

三、云南的地道药材

中医中药是我国劳动人民数千年来与疾病做斗争所创造的物质财富，对中华民族的繁衍昌盛起着重要的作用。在漫长历史长河中，人们长期实践使用中药材，经过无数次的归纳总结，对具体药材品种进行提炼，将大家公认性状质量优异的确定为地道药材，将地道药材作为药材品牌质量的象征。历史上就有地道药材的说法，如梁代的陶弘景讲："诸药所生，皆有境地。"明代李时珍指出"性从地变，质与物迁"的概念也由来已久。地道药材是一个约定俗成的概念，指经过人们长期医疗实践证明质量好、临床疗效高、传统公认的且来源于特定地域范围内的名优药材。

出产地道药材的产区称地道产区，这些产区具有特殊的地质、气候、生态条件。国外与地道性相似的提法为原产地域产品，是指利用产自特定地域的原材料，按传统工艺在特定地域内所生产的质量、特色或者声誉在本质上优于其他原产地域地理特征的，并以原产地域名称命名的产品。原产地域产品已经成为一项知识产权，得到了全世界多数国家认可并得到保护。我国于1999年12月份颁布了《原产地域产品通用要求》，并规定产品的品质，特色和声誉能体现原产地域的自然属性和人文因素，并具有稳定的质量，历史悠久，风味独特，享有盛名。如文山是我国公认的三七地道产区，昭通是天麻的地道产区，丽江是云木香的地道产区。历史上把全国各地地道药材归类如下：

（1）川药类：川芎、川贝母、附子、川黄连、黄柏、川白芷等。

（2）广药类：广防己、高良姜、广藿香、桂枝、肉桂、槟榔等。

（3）云药类：三七、木香、茯苓、石斛、天麻、秦艽、儿茶等。

（4）贵药类：天麻、杜仲、白及、天冬、黄精、五倍子等。

（5）怀药类：地黄、山药、牛膝、怀菊花、玉竹、天花粉等。

（6）浙药类：浙贝母、白术、元胡、玄参、杭麦冬、温郁金等。

（7）关药类：人参、细辛、五味子、鹿茸、关防风、甘草等。

（8）北药类：黄芪、党参、柴胡、北沙参、杏仁、桃仁等。

（9）西药类：枸杞、党参、当归、黄芪、甘草、羌活等。

（10）南药类：马钱子、胡黄连、胡椒、豆蔻、血竭等。

（11）江南药类：半夏、射干、南沙参、明党参、太子参等。

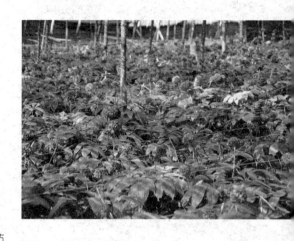

云南分布的地道药材：20世纪80年代前认为，三七、云木香、滇重楼、诃子、茯苓、儿茶、滇黄精、滇龙胆、楚薄荷、当归、云黄连、半夏等是云南的地道药材，现在经过岁月变迁，同业人士认为云南地道药材是三七、天麻、石斛、灯盏细辛、砂仁、云木香、云茯苓、云当归、秦艽、滇重楼、滇龙胆、滇黄精、附子、半夏、云黄连等。

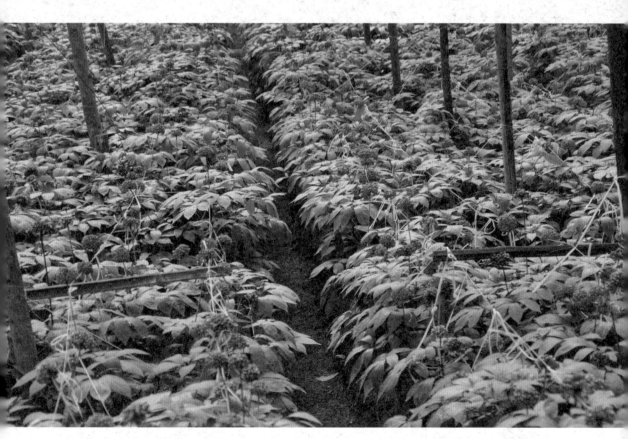

三七种植

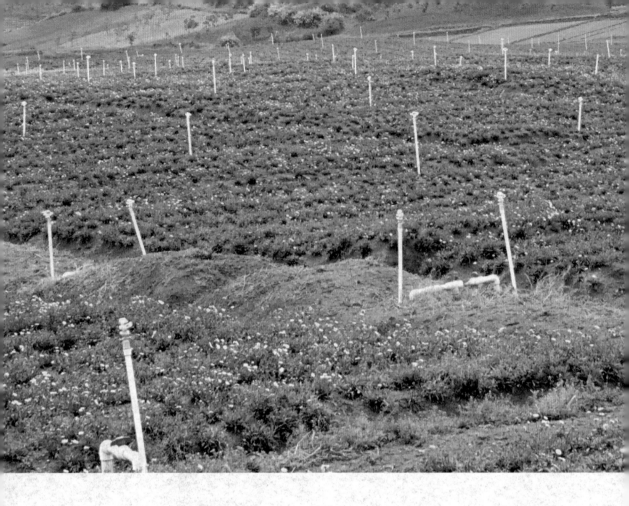

四、中药资源的可持续

　　据20世纪80年代第四次中药资源普查材料记载：全国拥有药用资源12694种，其中植物药383科2313属11020种，药用动物414科879属1590种，矿物药84种。2018年，最新统计全国中药材基地的种植面积已经接近亿亩。种植的品种达260个左右，占常规使用品种的60%以上，基本满足了中药工业和中医配方饮片的需求。西北地区：甘草、黄芪、黄芩、红花、柴胡、麻黄、肉苁蓉、锁阳、枸杞、胡黄连、大黄、贝母、罗布麻、羌活、乌头、冬虫夏草、雪莲花等。东北、华北地区：人参、西洋参、北板蓝、大青叶、鹿茸、田鸡、北五味、关龙胆、关防风、关黄柏、东北延胡索、麻黄、兴安升麻、北苍术、刺五加、知母、平贝母、大叶柴胡、草麻黄、辽细辛、黄芪、关防风、天麻、东北天南星、甘草等。中南、东南、华南地区：山药、地黄、玄参、牛膝、山茱萸、酸枣仁、辛夷花、茯苓、藿香、荆芥、太子参、忍冬、丹参、款冬、薏苡

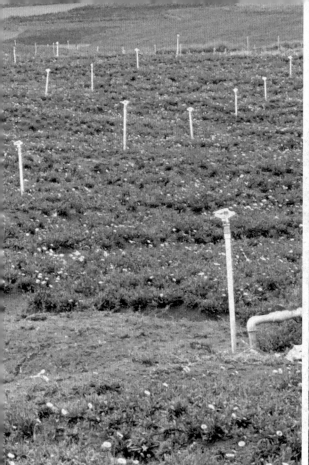
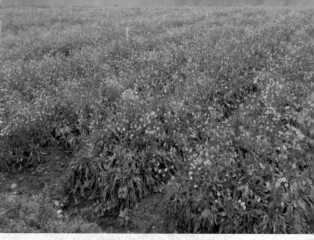
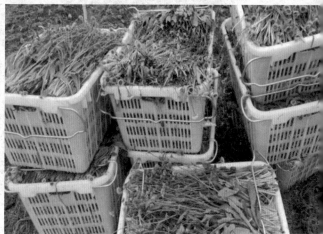

灯盏花种植

仁、大枣、山楂、浙贝母、菊花、南沙参、连翘、栝楼、紫草、泽泻、苍术。
西南地区：天门冬、远志、半夏、桔梗、杜仲、荆芥、明党参，何首乌、麦
冬、栝楼、厚朴、石斛、牡丹、前胡、玉竹、枸杞、芍药、薄荷、木瓜、白
术、钩藤、茯苓、肉桂、砂仁、何首乌、三七、云木香、巴戟、莪术、栀子、
郁金、姜黄、南五味子、灵芝、天南星、益智、佛手、罗汉果等。

　　20世纪资源普查记载：云南省药用植物有315科6157种，占全国的40%，药
用植物种数居全国第一。虽然云南省天然药用植物资源种类十分丰富，但中药
材野生品种特有的适应性和区域性的局限导致野生药材蕴藏量有限。全省中药
材种植面积达800万亩，2018年全省认定和考评"云药之乡"53家，包括县、
市、区，中药材良种繁育基地103家，中药材种植（养殖）科技示范园144家。
初步建立了三七、天麻、灯盏花、石斛、滇重楼、云木香、滇龙胆、滇黄精、
秦艽、附子、水蛭、美洲大蠊等大宗药材原料种养基地，一批地方特色中药材
品种砂仁、白及、草乌、草果、八角茴香等发展迅速，逐步形成规模生产。全

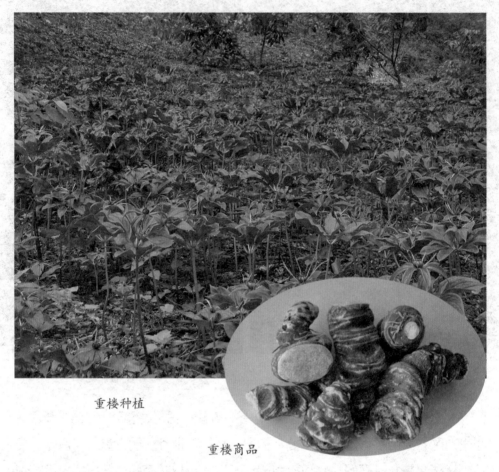

重楼种植

重楼商品

省中药材原料生产企业和专业合作组织等1000多户，其中，中药材种植（养殖）业中，中型以上企业有143户，中药材专业合作组织1791个，参加农户10万余户，中药材种（养）植环节组织化程度逐步提高，涌现了云南白药、中国中药、昆明制药、三七科技、苗乡三七、光明石斛等一批中药产业龙头企业。以三七药材及提取物、铁皮石斛、灯盏花素等中药材产品为带动的产业基地不断扩大，中药材原料品牌知名度不断提高。

目前、全省种植生产较为突出的名特药材品种和种植生产规模突出的品种：三七、天麻、石斛、重楼、灯盏细辛、阳春砂仁、云木香、粗茎秦艽、附子、云当归、桔梗、红花、龙胆草、续断、半夏、金银花、茯苓、草果、八角、干姜、南板蓝等。发展潜力较大需要科研攻关的品种：滇丹参、南沙参、茯苓、猪苓、岩白菜、珠子参、滇黄精、云防风、滇黄芩、滇柴胡等。

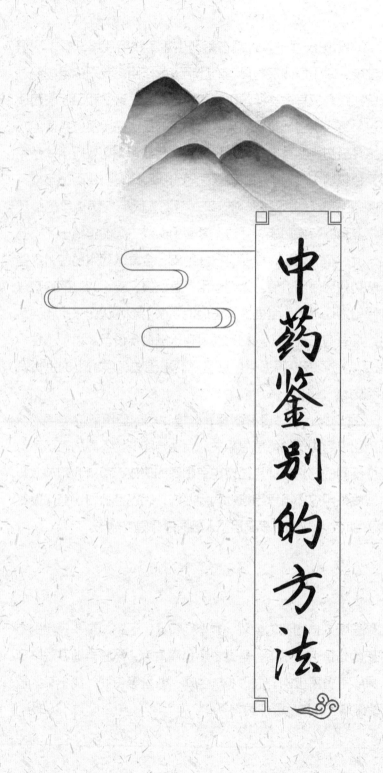

中药鉴别的方法

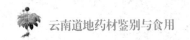

在我国几千年文明历史长河中，人们在劳动生活实践与疾病斗争中认识了某些植物的特殊性能，对于身体疾病具有治疗与改善作用。我们的祖先经过长期生活与医疗保健实践，按其每一种药物的药性，以中医理论和民族医药理论体系为基础，经过反复实践验证寻找出某些植物药的最佳使用部位与使用方法，从而总结出一整套植物药四气五味，升降沉浮与归经理论功效应用体系和民族医药理论体系，植物药也成为中医或民族医药治疗与调整身体阴阳平衡与身体各器官功能的重要物质与手段。长期以来，劳动人民与疾病斗争的过程中，认识到某些植物具有的特殊功能，经过反复使用实践，归纳总结出了不同植物药的根、根茎、叶、花、果实、种子、茎秆与皮、全草等药用部位，这些药用部位具有不同的功效与使用价值。人们运用"看、摸、嗅、尝"四种方法和水试、火试两种简单物理方法，全面而又重点地观察与感性认识来鉴别确定药物的真假与优劣。这些方法在鉴别药物方面具有不需仪器设备、直观感性、随时可用、简便易行、经济廉价等优势。这是我们祖国医药学留下的宝贵资产，值得我们继承与发扬。

通过人体的眼、耳、鼻、舌、身等器官，对植物药的药用部位（植物器官）进行判别。药用部位与中药性能息息相关，有些同种植物不同的药用部位具有不同功效，同样不同的药物品种与部位也有相同的功效，值得我们加以认真观察思考，最大限度采用效能器官与植物药用部位，因这些植物器官又聚集了药物性能的大量药用成分与物质，来满足于人们医疗保健的需求。

一、性状鉴别

通过人体视觉感官辨别植物药的全貌、类型与特征，识别为某一药物的方法。如首先看清植物药是草本、木本，是乔木还是灌木等，然后再细致观察草药的叶、茎、花、果实等各部位的表面形态、色泽、数量等特征，找出某些植物的识别特性，判断出属于哪类或哪种药物。

（一）形状

一种药材的外形特征是比较固定的。如圆柱形、圆锥形、纺锤形、鸡爪形、姜状形等等。还可以根据药材特有形状归纳总结出易于记忆形象语句，如海马的"马头、蛇尾、瓦楞身"，人参的"马牙芦、灯草芯、枣核艼、铁丝纹、落肩膀、细结皮、少数腿、珍珠尾"，防风的"蚯蚓头"，川贝母的"怀中抱月"等等，形象概括了某一种药材的形状。

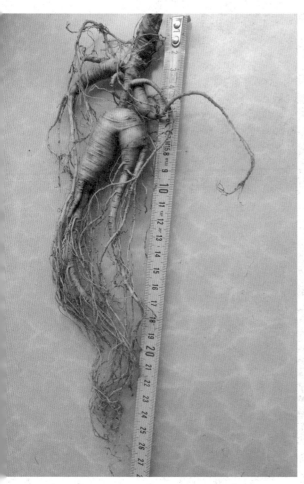

鲜人参（仿野生）

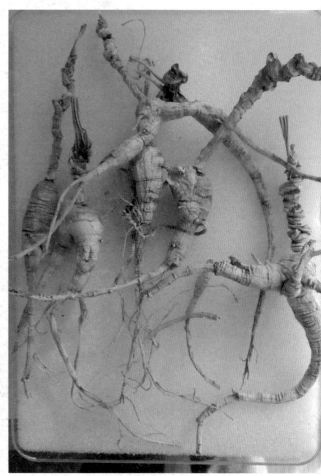

人参（仿野生）

（二）大小

药材大小一般也包含了长短、粗细、厚薄、饱满，主要用于质量、规格、等级的划分。在测量时取大、中、小各几个代表样进行测量记录，计算平均值，并与标准对照，确定所属药材的质量规格等级。

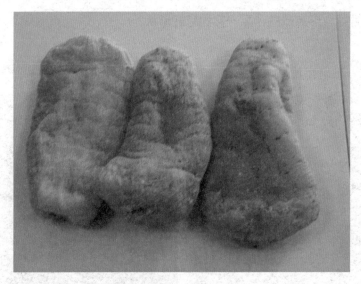

天麻（一等）

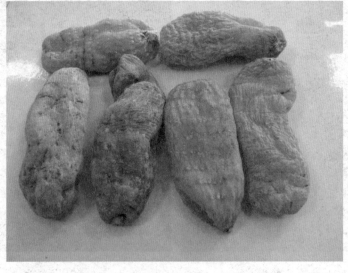

天麻（三等）

（三）色泽

药材表面色泽与光亮程度。药材商品表面一般是固定的，色泽变化我们可以区分出加工方法、时间差异、质量变化程度，从而确定质量优异、价格多少。如西红花的暗红色，枸杞的红色或暗红色，大黄的螺锦纹、高粱碴，苏木的黄红色至棕红色等。

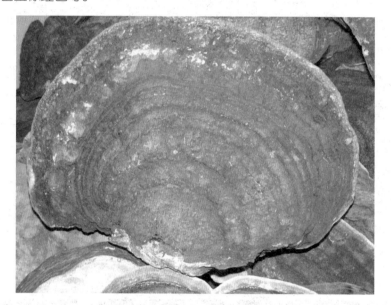

木灵芝

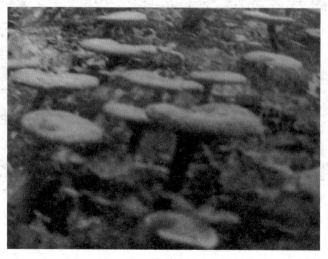

灵芝

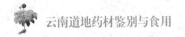

（四）叶、花类药材

观察叶、花类药材的叶脉、形态时，因为形状皱缩要用温水浸泡一下，然后再摊开观察。这些前人总结的经验既简单又生动，易懂易记。叶在全株植物中最令人注目，在鉴别特征上一般以植物叶片形状、数目、叶色、叶脉、腺点、叶毛、叶刺、托叶等；茎以不同形状、茎刺、皮孔、断面等；花以形状、构造、颜色等；果与种子等各种植物也有独有特征，我们可以从这些独有特征中寻找出因种而异的特征判断出属于哪类或哪种药材。

（五）表面

药材外表面或内表面的具体特征。药材的表面特征是不一样的，如光滑、粗糙、皮孔、皱纹等，如春三七和冬三七；皮类药材内表面，如肉桂的油痕；单子叶植物根茎及球茎节上的膜质鳞叶，根痕；蕨类植物的鳞片（骨碎补）、毛（狗脊）等都是判断药材品种的强有力证据。

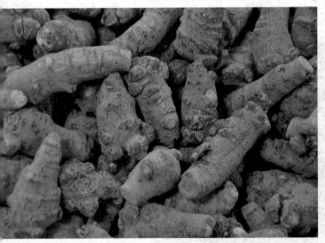
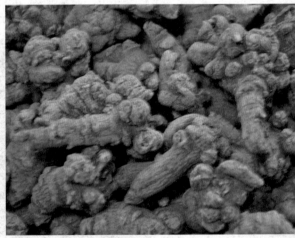

春三七 冬三七

（六）质地

指药材的软硬、坚韧、疏松、轻重、黏性或粉性等特征。松泡：如南沙参泡而松；如灯芯草白而轻；如山药、天花粉粉性。还有几个名词与质地有关要注意：柴性、角质、油润、粉性等都是鉴别药材种类的有力依据。

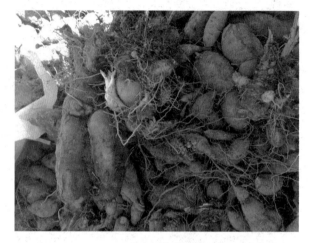

玄参（鲜）

（七）断面

指药材折断面所具有特有的特征。如自然折断面、破碎面、刀削横断面。[见右图鲜玄参、玄参（干品）]

（1）自然折断面：用外力将药材折断的现象，要观察折断时的现象，如有无粉末飞扬、响声、难易等；断面平坦、颗粒性、纤维性、胶丝及层层剥离情况。

（2）破碎面：用坚硬物件将药材破碎，观察药材破碎面的色泽、射线、花纹等，果实种子类药材的构造，如大理石样花纹（槟

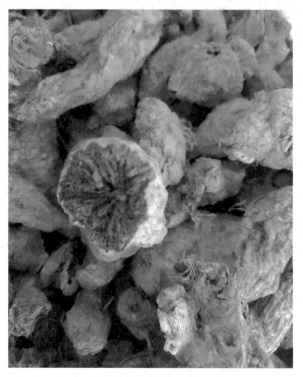

玄参（干品）

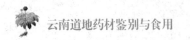

榔）、子叶（胚乳）呈弯曲成卷旋状（马槟榔）等情况。

（3）刀削成断面：要观察断面的现象，观察皮、木比例，色泽、射线、维管束的排列形状。如菊花心（黄芪）、车轮纹（粉防己）、维管束的云纹（何首乌）、朱砂点（大黄）等，还要注意维管束的筋脉点、木部的导管、棕色小点（油室、油细胞）。

还可以通过用手摸、揉捻来识别药物特征。观察药材的软硬、坚韧、疏松、粉性、轻重、粗糙、光滑、气味等特征。如川芎、当归的气味，木质类药材的苏木和沉香木、檀香木、降香木等，坚硬、轻重、质地不一样；又如全草类药材旱莲草揉捻后液汁变成黑色，溪黄草揉捻后液汁变成黄色等等。各种类药材的每一种药材都会有不同的特征以供我们鉴定区别，为药材的正确识别提供有力的理论支撑。

二、气味鉴别

利用人体嗅觉器官来辨别植物药的特有气味，判别出某种药材的方法。其实在我们应用的药物中芳香性药物占很大比例，每一药物具有独特的气味，能够帮助我们判定品种与质量优劣，能够用嗅觉来判别的药物我们称之为芳香性药物。如植物药根茎类的云木香、红景天、当归等，茎叶类的苏叶、薄荷、荆芥等，花果类的红花、花椒、陈皮等，动物药的安息香、麝香、地龙等都是我们鉴别药材的真伪优劣的依据。

利用人体味觉器官（舌）来识别一些药物的特殊味道而判定某些药物的方法。但品尝植物药时要适量，若舌头感到不适时，应立即吐出，以免中毒。如黄连、黄柏、黄芩、苦参、龙胆草等的苦味；党参、甘草、马槟榔、大枣、枸杞等的甜味；木瓜、乌梅、余甘子等的酸味；又如肉桂以味甜而辣为好，砂仁以味辛而凉为优等等。尝味时还需要注意有无黏性、是否化渣、叮舌、锁喉等情况来协助我们鉴别药材的真伪优劣。

三、物理鉴别

指利用某些药材在水中的各种特殊变化作为鉴别特征的方法。

水试：如藏红花用水泡后，水变成金黄色，水不混浊，花不褪色；苏木投入热水中呈鲜艳透明的桃红色，加酸（醋）变为黄色，加碱（石灰水）又变为红色；熊胆粉末投入清水杯中，可逐渐溶解而盘旋，有黄线下垂至杯底且不扩散；紫皮石斛（高端品）经过水煮后变成鲜艳玫红色；熊胆粉末投入浅清水杯中，粉末浮于水面盘旋，并出现黄线下沉而不扩散，又叫"水中有黄色拉丝"现象，最后水被染成黄色；海金沙入水而不沉，加热后始逐渐下沉等；麝香少许放置于温水中，迅即溶化，水呈微黄色，无残渣，发出浓厚香气。这些颜色变化与某些药材含有特殊成分有关，而且具有专一性，完全能作为鉴别方法使用。

火试：指利用某些药材所具有特性用火烧之，产生特殊的气味、颜色、烟雾、响声等现象来鉴别药材的方法。燃烧时观察火焰的颜色及亮度，有无冒烟、冒泡，烟的颜色及浓度，燃烧时是否有响声或气味，残留物有何特征等；有些药材还可用小火烘烤观察是否软化、熔化、变色、焦煳等都是鉴别特征。如降香微有香气，点燃则香气浓烈，燃时有油流出，烧完留下白灰；血竭放在锡纸上，下面用火烤熔化后色鲜红如血而透明，无残渣；降香药材香气微弱，而燃烧时香气浓烈，有油脂溢出，烧后残留白灰；沉香也有此特性，点燃后香气浓郁者，香气与降香又有所不同；海金沙放在锡纸上烤发出爆鸣声，且有闪光，不留灰渣等等。

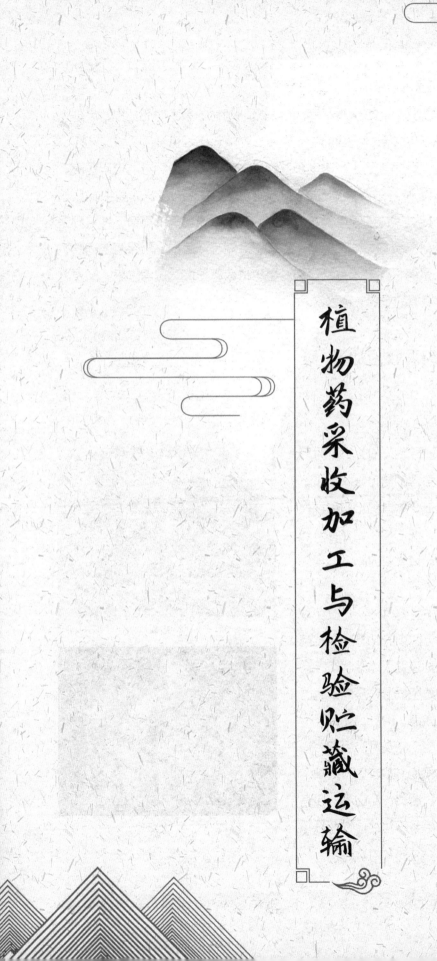

植物药采收加工与检验贮藏运输

　　药材质量优劣好坏和商品规格等级的划分与药材的采收时节把握和产地加工方法有非常密切的关系，一种药材从繁育、种植、田间管护到采收、加工、检验、贮藏、运输环节，到生产中成药或饮片生产企业，最后才能流向医院、药店，经过医护工作者的对症施药，药材的药效才能正确在病人身上扶正祛邪、调理阴阳，促进人体的健康长寿。因此，在未来植物药的繁育、种植到采收加工是保证药材品质的关键，检验、贮存、运输等环节是品质保障的程序，药材品质的划分是药材优劣效益之体现。当药材数量能够满足需求后，品质才是药材生产生存价值的重要关键因素。

一、植物药的采收与加工

（一）植物药的采收

　　药用部位的不同，采收加工时节随之不一，适时合理的药材采收加工，提高药材种植效益，保证药材质量都具有十分重要意义。现代科学也证实了药材有效成分量与药材采收时间季节有密切关系。

　　（1）根及根茎类药材：一般在秋季地上部分刚枯萎时或在初春尚未发苗时采收，此时植物体处于休眠状态，营养物质大部分贮藏在根及根茎内，此时采收药材质优、效良、价高，如黄连、木香、当归、前胡、白芷等。当然，也有植物体枯萎较早的，采收也可提前，如半夏、川贝母、浙贝、元胡等。还有如三七（春三七与冬三七）植物在开花

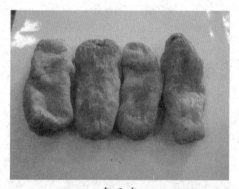

冬天麻

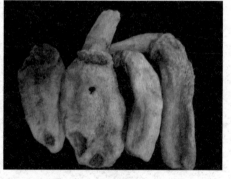

春天麻

前或采集花后20d左右进行采收加工的三七商品叫春三七，质量较好；在采收果实后采收的三七商品叫冬三七，质量较次。而天麻与三七正好相反，一般春天麻质量较次，质地松泡不饱满，而冬天麻则较饱满，质地坚实。

（2）茎木类药材：一般在秋季或冬季采收，如鸡血藤、大血藤、川木通等；与叶同用的药材则应生长旺盛时采收，如夜交藤、络石藤、海风藤等；木类药材：一年四季均可采收或结合伐木时间进行，如苏木、檀香、降香等。

（3）皮类药材：一般在春夏之交（6月份）采收，此时植物体内汁液较多，形成层细胞分裂迅速，皮部易与木部剥离，如厚朴、黄柏、杜仲等；但有些药材也会在秋季（秋分节前后）采收，如肉桂。

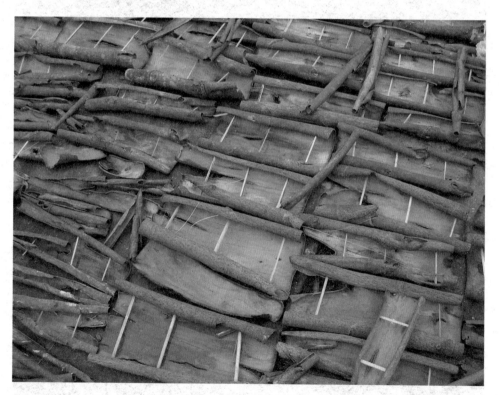

肉桂

（4）叶类药材：一般在花将开放至果实尚未成熟时采收，此时植物生长旺盛，叶的光合作用强，叶内养分丰富，如大青叶、荷叶、侧柏叶、淡竹叶等；

有些也会在秋季霜降后采收，如桑叶、枇杷叶等。

（5）花类药材：一般在花将开放至完全开放时采收，如红花、菊花、槐花、旋复花等；有的在含苞待放时采收，如金银花、丁香（公丁香），槐米等。

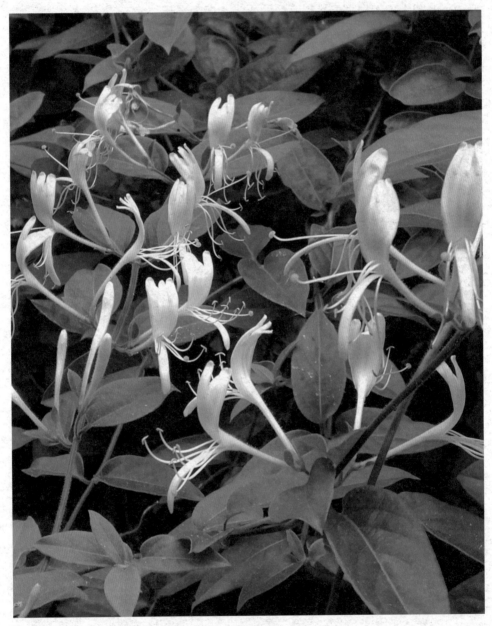

金银花

（6）果实种子类药材：一般在自然成熟或接近成熟时采收，如山楂、枳壳、母丁香、香橼、佛手等，有的应在果实尚未成熟时采收，如藏青果、枳实；种子类药材要在完全成熟后采收，如苏子、牵牛子、决明子、牛蒡子、芥子等。

（7）全草类药材：一般在植物生长最旺盛时采收，枝繁叶茂的花前期或花期采收，采收时割取地上部分，如薄荷、泽兰、益母草等；有的连根拔起，如细辛、紫花地丁、半枝莲等；少数要在幼苗期采收，如茵陈蒿。

（二）植物药的产地及加工

应该重视的是药材的产地加工，要在产地进行净选、清洗、切制，干燥等初步加工。目的是除去非药用部分和杂质，保持药材的纯洁性；进行初步的蒸、煮和干燥等加工工序，防止虫蛀、霉变，防止药材性质的转化与改变；便于药材分级、包装与贮运，从而提高药材产品的品质，使其更能符合市场的品质要求。

（1）修整：将采收的药材进行除去非药用部位与杂质的方法。如根和根茎类药材除去地上部分、非药用部分和泥土、碎石等杂质。

（2）蒸煮：将含浆汁、糖分、淀粉多的药材蒸煮等加热方法，使处理后的

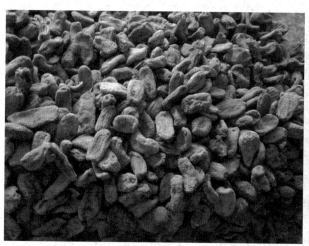
天麻商品

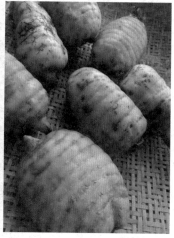
鲜天麻

药材便于干燥、杀死虫卵，保持药材特性或提高品质，如天麻、黄精、白及等。

（3）熏燎：为了药材商品用药要求，保证药材质量。如乌梅用烟熏，金荞麦、金毛狗脊、香附等用火燎烧除去须根的方法。

（4）发汗：对一些粗大的、直接不易干燥或需要进行生物转化的药材，将采收的药材或晾晒至半干进行堆积起来，覆盖稻草或塑料薄膜等，促使发热内部水分向外蒸发，使表面出现露水如汗，以便使药材内部组织转化变得紧固致密，色泽加深变黑或便于干燥，从而使药材达到商品和药用要求，如三七、茯苓、生地、玄参、杜仲、厚朴等。

（5）切制：对一些粗大、不易干燥和包装的药材进行切制加工，如香橼、佛手切成薄片，木瓜切成纵瓣，大血藤、鸡血藤等切成横切片等。此法可以降

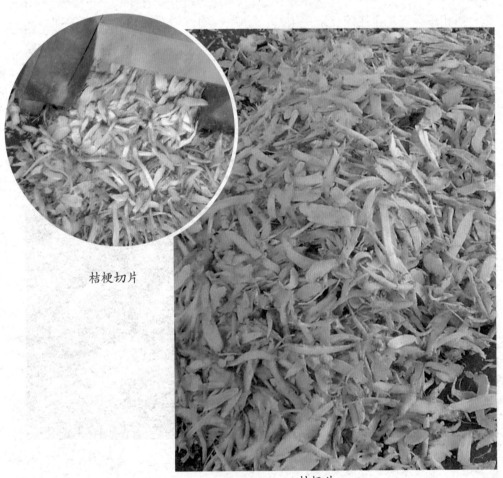

桔梗切片

桔梗片

低后期加工成本，减少药效成分的损失，但也可能对商品鉴定带来不便，易造成挥发性成分损失或药效成分氧化损失，应引起重视，如当归、桔梗、川芎、白芷、槟榔等。

（6）盐渍：是指将药材放入饱和的食盐溶液中进行浸渍的加工方法。根据药材商品的用药要求将鲜肉苁蓉、附子、全蝎等药材在食盐溶液中进行浸渍一

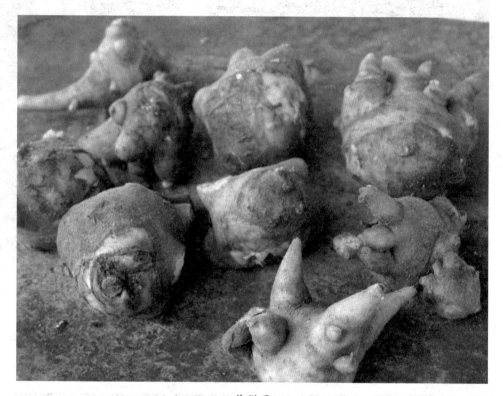

盐附子

段时间后再取出干燥，以防止这些药材生虫或生霉。

（7）干燥：是指利用自然或人工热能将药材中多余水分除去或抑制、杀灭植物体内酶活性的方法。因为药材中含有过多水分易造成药材霉变，易引起虫蛀，加速药材内部生物体酶的分解而降低药材内在质量，也便于药材的较长时间贮藏。常用的方法有晒干、晾晒、阴干或烘干、冷冻干燥等方法。可以配合搓揉、切制、蒸煮、发汗等方法一同或选择配合使用，使药材质地柔润结实，

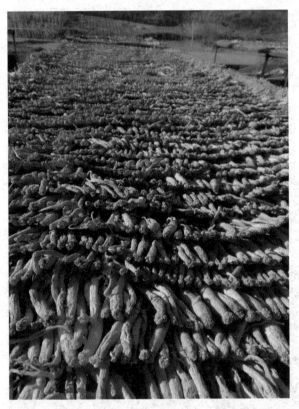

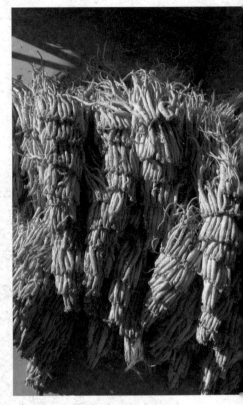

党参干燥过程中搓揉成条晾晒　　　　　　　　　　党参干燥过程中搓揉成把

药效成分充分转化积累，并便于干燥。

（8）挑选分级：是指经过上述加工方法处理后将药材进行规格等级要求区分的方法。这是产地加工把控商品质量品质的最后一道工序，按照每一种药材

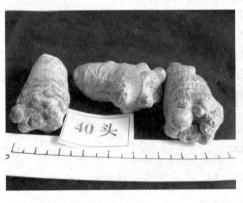

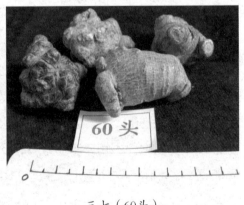

三七（40头）　　　　　　　　　　　　　三七（60头）

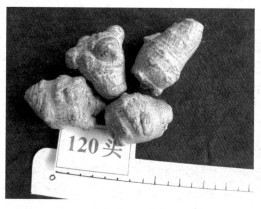
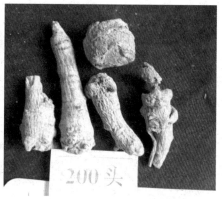

三七（120头）　　　　　　　　三七（200头）

的质量要求进行长短、大小、完整程度、色泽、重量的区分，便于按质论价。

二、植物药的品质规格

　　药材品质与规格是衡量药材质量的准则，品质是对药材商品质量的原则要求，规格是划分药材商品质量等级高低的具体标准。药材是用来防病治病、保健强体的特殊物品，必须保证药材质量；同时药材又是一类特殊商品，必须按质论价，才能促进药材的种植生产和产地初加工，才能保证人民的用药安全有效。药材的规格等级是产地或用户人为认可药材性状与品质、价值的范畴依据，是用来衡量评价商品质量优劣价值的尺度。

　　遵循一般原则：

　　（1）药材商品的质量和疗效是按质论价的依据，保证市场供应，有利于药材优劣的划分，是生产发展的基础。

　　（2）改革不合理的规格等级及其产地加工方法，以减少工时、节省药材、降低成本为目的。质量较稳定或不同产地的同种药材应统一规格，不必划分等级，统装即可。

　　（3）同一种药材，因产地、采收期或加工方法不同而质量疗效有明显差异者应划分规格，大小（长短、厚薄）和重量悬殊者都应分出等级便于按质论价。

（4）制定或改革药材商品的规格等级，应在广泛调查研究、尊重传承、充分征求有关人员意见的基础上，拟出新的规格等级，应先行试行，不断完善补充后才能由企业或科研部门申报，由权威部门正式颁布实行。

划分规格等级的依据和方法：

药材商品的规格等级是判断质量优劣的客观标准，应以有效成分含量的多少和疗效的优劣为依据，还应遵循国家药典颁部标准和省级标准规定的有关各项指标。常见的有以下几类：

（1）按产地不同来划分，如广藿香按产地不同分为石牌广藿香与海南广藿香两种规格，前者含广藿香酮，气清香、质量好，为道地药材；后者不含广藿香酮，香气辛浊、质较次。

（2）按采收季节来分，药材一般每年只有一个采收期，但有的药材有两个采收期，如三七在花期后采收的叫春三七，这种三七体重坚实，质优；在果期后采收的叫冬三七，这种三七体较轻泡，质较次。将三七每种规格依据每500g重量的个数而分为20头、30头、40头、60头、80头、120头、200头、无数头等等级。

（3）按加工方法不同来分，有的药材因加工方法不同引起质量差异较大而

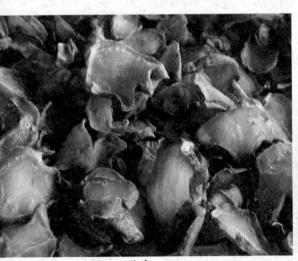
附片

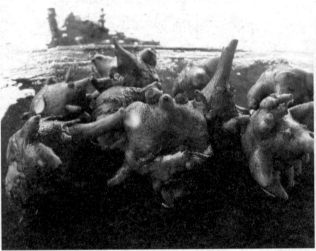
盐附子

划分规格等级。如附子因加工方法不同而划分盐附子和附片，因使用的辅料或切制的方法不同而划分白附片、熟附片、黑附片、黄附片等。

（4）按药用形态或部位及功效不同来划分，有的药材因外形和完整程度不同来划分，如浙贝分为元宝贝、珠贝；如当归可分为未经分等级的全归，经分等级的特等当归、一等当归、二等当归、三等当归、经加工的当归头等。

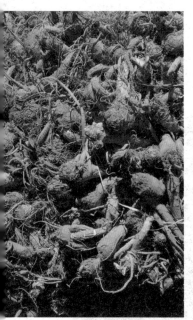
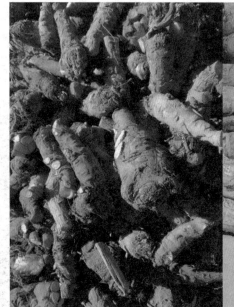
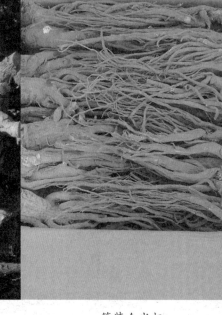

未经分等级的全当归　　　　　　经加工的当归头　　　　　　箱装全当归

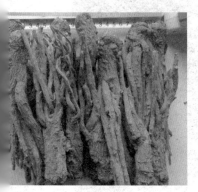
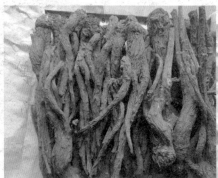
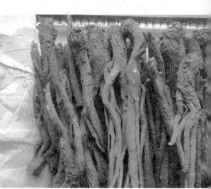

经分等级的特等当归　　　　　　经分等级的一等当归　　　　　经分等级的二等当归

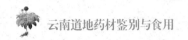
（5）按药材大小或重量、老嫩不同来划分，通常以个体大、质重者为优，个体小、质轻者次之，如天麻分为冬麻、春麻；也有例外，如川贝母就是越小越好，叫珍珠贝；又如鹿茸优劣是以鹿茸的品种、老嫩、皮色、饱满等来分出其品质。

三、中药的包装、贮藏与运输

中药包装、贮藏与运输是中药流通过程中的重要环节，对质量和数量都有较大影响，结实坚固的包装、合理运输和安全贮藏可以保证中药供应，减少损失。对降低成本、提高经济效益都具有重要的意义。

（一）中药的包装

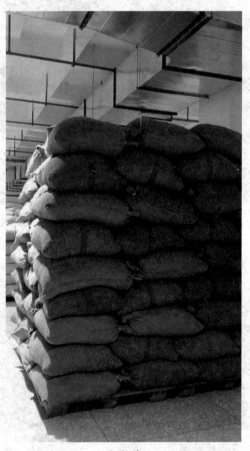

麻袋装

中药包装是药品属性的重要组成部分，这是药材生产的最后一道工序，是实现其商品价值和使用价值的有效手段，包装的好坏、结实坚固包装装潢有无吸引力、能否保证其质量直接影响中药的价值和市场销售竞争能力，直接关系到中药生产经营企业工作的成败。故包装应该具备如下作用：确保质量不变、防止中药商品损耗、美观大方、指导用药、便于计量管理等功能。

1.包装材料及适用范围

中药商品性状质地千差万别、种类繁多，要根据中药商品不同的性状选择不同的包装材料。常用的包装材料与适用范围如下：

（1）布袋和细密麻袋：这类包装材料质地柔软，有较好的避光和防潮湿性能，除贵细药材商品外，都可使用，由于牢固性好，价格较高，洁净后可多次使用。常用于细小或粉末状药材商品，如细小种子类苏子、茺蔚子、车前子、青葙子、葶苈子、海金沙、松花粉、蒲黄等。

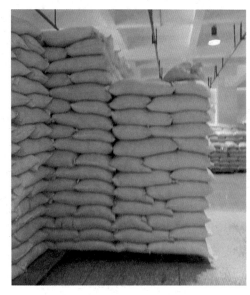

化纤编织袋装

（2）化纤编织袋：这类包材质地坚韧，耐磨抗腐蚀，种类繁多，密封性能好。适用于矿物类、根茎类种子、易吸潮湿等种类药材，现多数药材都是使用此类包材，由于难以洁净、牢固性差、价格较低，故多一次性使用。

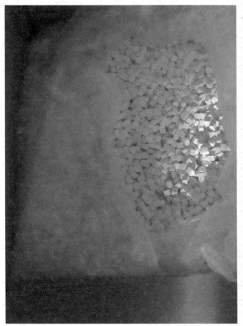
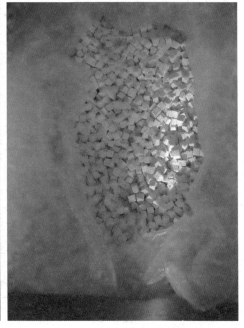

纸箱装茯苓丁

（3）木箱、纸箱：木箱质地坚硬结实，密封性能好，耐磨耐压。适用于鹿茸、人参、贝母等贵细药材，怕挤压或容易压碎的中药材；纸箱质地坚固，密封性能好，可以根据商品质地大小进行纸箱质地加固调整，适用于含挥发性成分的药材。

（4）筐、篓：多为竹编制品，质地粗韧、耐压耐磨、透气性好，适用于条状或块状怕挤压的中药材或鲜药材。

（5）铁质制品和陶瓷制品：这类制品质地坚实、耐磨耐压、密封性能好，主要适用于液体药材如水银、蜂蜜、苏合香等和气味芳香的药材如麝香、冰片、樟脑、阿魏等药材。

2. 包装方法

中药材包装要依据药材商品质地进行包装，如体质轻泡的全草、花、叶类便于贮藏运输要用机械打包，其他药材根据其质地进行适当包装。包装的最外层包装称为运输包装，内层包装称为销售包装，是直接与消费者见面并随同中药商品一道销售的包装，包装上的图案与文字应符合药材商品的《药品管理法》和GAP、GSP规范要求。

中药商品包装不论使用麻袋、新编织袋还是纸箱包装，所使用的包装物都应清洁、干燥、无污染、无破损，符合药材包装质量的有关要求。在每件货物上要标明品名、规格、重量、产地、批号、包装日期、生产单位，并附有质量合格标志。

（二）中药的贮藏

中药从生产领域到消费流通领域中的停留时间，都叫中药的贮藏。贮藏是保证中药流通和市场供应的必要条件，也是中药流通中的重要环节之一。贮藏时要有仓库与相适应的配套设施及管理措施，否则不能保证中药商品贮藏的安全、保质、降耗。

1. 贮藏的目的

（1）保证市场供应：中药商品的特点是产地分散，品种繁多，受季节性限制与影响，很多中药是一地生产供应全国，一季生产供应全年，而且还要保证供应，不能中断与缺货，要有连续性。因此，必须要有贮藏才能保证市场供应。

（2）保证特殊需要：中药商品是防病治病、救死扶伤的特殊商品，除满足日常供应外，还要满足社会性事件（如地震、洪灾、传染病大流行等）的需要，所以要有一定数量的储备。

2. 贮存的数量

本着"发展生产、保证供给、合理贮存"的原则制定合理的贮存数量。要根据年市场销售量、生产量、药材性质、运输和贮存条件来拟定其年合理的贮存数量。因贮存数量过小不能满足市场需求，贮存量过大又不符合市场经济要求，加大保管养护成本，影响防病治病的市场需求，所以在有条件的大城市和有实力企业集团都要制定合理的库存储备，调节供需矛盾和满足特殊需求。

3. 中药的养护

采用一定技术对库存商品进行保养，保持中药商品质量的过程，叫中药商品的养护。养护是防止中药商品在贮藏期间质量发生变化，降低损耗，减少经济损失的重要环节。

（三）中药商品贮存中常见的变异现象

（1）虫蛀：富含淀粉、蛋白质和脂肪等营养物质的药材，容易引起虫蛀蚀情况。虫蛀蚀后易引起色泽、气味变化致使药材被蛀空洞，成粉成串，并伴有虫的排泄物污染药材，破坏药效。所以防治虫害是中药养护重要环节。

（2）发霉：中药材如含水量过高或贮存环境温度过高，霉菌就容易生长，引起发霉变质，影响中药商品的质量。霉菌是真菌的一部分，种类繁多，一般温度在15~40℃，相对湿度在70%以上时，霉菌就会萌发菌丝，分泌酵素，溶蚀药材组织，分解药材的有效成分，致使药材霉烂变质，造成损失。因此，控制药材的含水量和贮存环境的温度与湿度是防止中药商品发霉的重要环节。

（3）走油（泛油）：指含有油质和糖质的中药商品因贮存不当产生的一

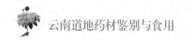

种药材表面或内部出现油质或糖质外溢的变质现象。主要为药材含水量过高或贮存环境温度、湿度影响，引起药材发热而导致油质或糖质外溢变质。如柏子仁、胡桃仁、杏仁、桃仁、玉竹、天冬等。

（4）变色或变味：指贮存时间较长或贮存环境温度湿度不适宜引起药材原有颜色、光泽或原有气味改变的现象。药材的色泽与气味是衡量其品质的重要依据，药材原有的色素与光泽因贮存时间较长或受阳光（光线）照射等原因发生氧化、分解、聚合等反应。如大黄久贮而颜色变深，黄柏、红花、玫瑰等久贮或久晒会引起药材原有颜色变浅甚至褪色。中药商品的气味变化也是衡量其品质的重要依据，一旦气味发生变化，质量也会随之降低。我们可以利用中药商品的这一特性来检查是否有变质现象，如生地、玄参、天冬等产生霉臭气味则表示药材已开始发霉。

（5）潮解或风化：潮解是指一些含盐类结晶的中药商品吸潮变稀湿溶解的变质现象，如矿物药材胆矾、朱砂等，主要是贮存环境湿度过大或温度过高引起的。风化是指中药商品在干燥环境中逐渐失去结晶水变成粉末或在表面产生白色粉霜的变质现象，如芒硝。

（6）黏结或融化：指熔点较低的中药商品贮存环境温度过高，受热后变形黏连甚至融化的变质现象，如阿胶、阿魏、芦荟等。引起中药商品贮存中常见的变异现象，既有药材自身的因素，如水分含量过高，含有不同成分，这些成分有些稳定，有些不稳定，容易与外界发生各种化学反应而导致药材的变质。还有外界因素，受温度、湿度、空气、日光、霉菌和害虫等直接或间接影响，产生各种不同的变质现象。

（四）养护方法

养护是采用科学的方法和相应的技术，防止库存中药商品质量变化的有效措施，以维护中药的安全，保证质量和数量的完好。常见的养护方法如下：

（1）清洁养护法（卫生养护法）：是指将仓库内外的杂草、垃圾、灰尘等杂质清理干净，粉刷墙壁，堵塞鼠洞，并对仓库的货架、货棚等仓库各项设施进行清洁消毒，消除和切断一切污染源，保证商品质量安全的方法。

（2）物理养护法：采用物理干燥方法控制药材商品水分含量和贮存环境温湿度的养护方法。

①干燥养护方法又分为日晒法、烘烤法热蒸法、远红外及微波干燥法。

②吸潮养护法：利用仓库密闭的环境采用吸湿剂（生石灰、干木炭、无水氯化钙、硅胶等）或空调机组吸去中药商品表面多余水分的方法，适用于挥发性成分或芳香性药材的干燥。

③低温养护法：一般微生物与害虫具有在低温环境（-5℃）下不能生存的特性，低温养护法是人为造成仓库环境的低温环境养护中药商品的方法。

（3）化学养护法：利用化学药剂毒杀虫、螨的养护方法，如利用硫黄、氯化钴、磷化铝等药剂。

（4）气调养护法：是利用气调技术手段养护中药商品的方法。将中药商品贮藏于一个密闭的环境中，人为调节和控制密闭环境中氧和二氧化碳浓度，利用害虫在低氧和高氧不能生活的特性杀灭害虫和螨的方法，从而达到防治虫害，抑制霉菌，保持药品质量稳定的目的。

（5）对抗养护法：利用某些中药之间气味对抗特性来养护中药的方法。如利用花椒和荜澄茄两味中药的芳香气味达到防治虫害与霉菌的目的，此法主要用于动

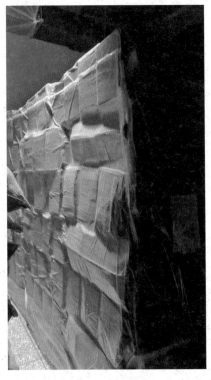

气调养护

物类药材。丹皮与泽泻，柏子仁与滑石、明矾或硼砂，吴茱萸或大蒜与动物类药材的土鳖虫、全蝎、僵蚕等共贮，可以减少或避免虫害与霉菌的发生。还有酒精或白酒等对一些药材（如枸杞、人参、红枣、桂圆肉）也能起到杀灭害虫和螨、抑制霉菌生长的作用。

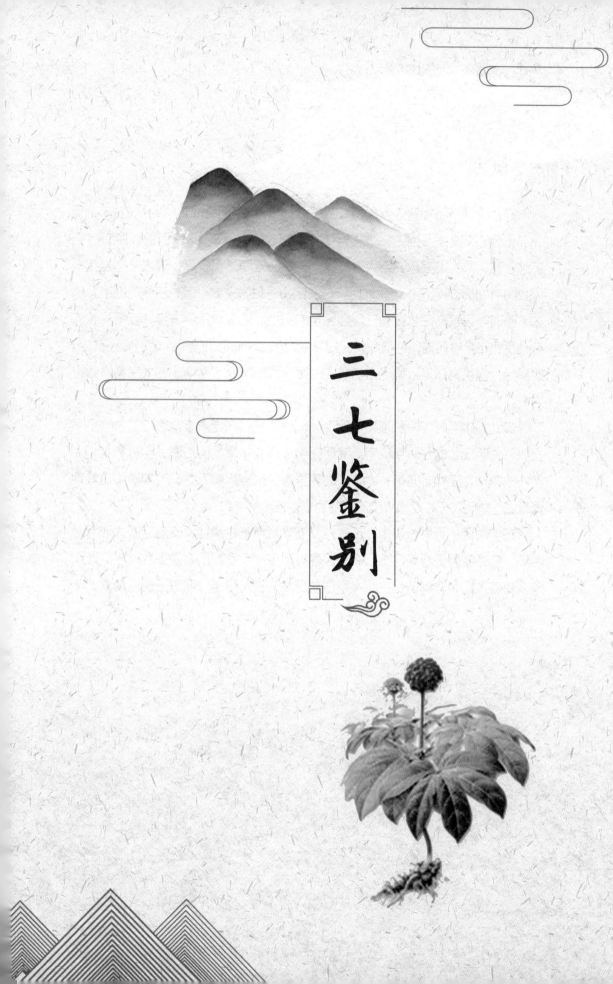

三七鉴别

一、概述

三七来源于五加科人参属植物*Panax notoginseng*（Burk）F. H. Chen.，是一种十分古老的药用植物，也是家喻户晓的中药。三七又名田七，素有"南三七，北人参"之美誉，与人参齐名。三七在云南分布较广，过去多种植在海拔1200~1700m的云南东南部地区，以文山州各县为主要产区，该州的砚山、马关、西畴等县栽培三七已有三、四百年的历史。随着科技的进步，云南三七种植几乎遍布全省各地，种植海拔已提高到2200~2400m。植株生长整齐旺盛，质量稳定，含量高，是云南地道药材中的第一大品牌，也是中国的大宗地道药材之一。

三七是中药材中一颗璀璨的明珠，明代著名的药学家李时珍称其为"金不换"，说明三七的名贵与稀有。清朝药学著作《本草纲目拾遗》中记载："人参补气第一，三七补血第一，味同而功异等，故称人参三七，为中药中之最珍贵者。"阐明了三七在传统中药中的历史地位。

在中医药的历史长河中，三七从发现到赢得社会承认，传向祖国大地与海内外，广泛应用于治病疗伤、康复保健经历了一个长期的实践提升过程。近年来，随着人们保健意识和生活水平日益提高，三七已是"旧时王谢堂前燕，飞

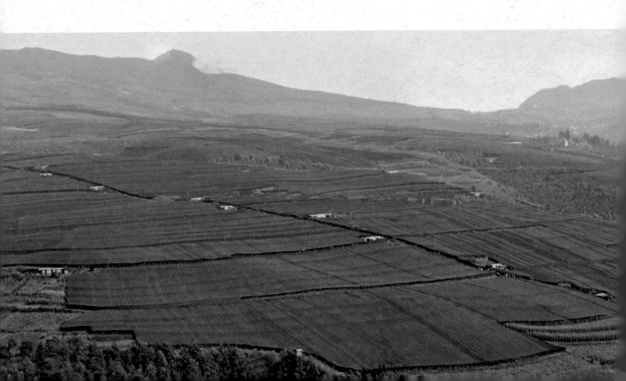

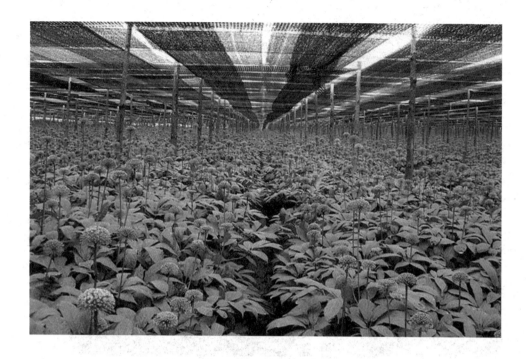

入寻常百姓家"。但人们对三七认识有限，听得多、见得少，极容易花了钱还得不到品质好的三七。因此我们将推荐一些简单而实用的鉴别方法，辨别三七的真伪与品质，选用最适合自己体质的三七商品。

二、采收、加工与分类

三七的茎叶、花、芦头、主根、须根等各个部位都可以入药或食用。三七根据采收季节不同，商品分为春七和冬七。春七采收季节为夏秋季开花时，采摘花序后，此时正是植株生长旺盛期，根茎发育壮实，各种成分与活性物质积累丰富，故商品性状饱满，品质较好。冬七采收季节为冬春季采摘红籽后，此时植株经过一个生命周期中的开花结籽阶段，消耗了植物生长过程中积累的部分物质，故商品性状欠饱满，质量稍次。

三七采挖后，洗净，分主根、支根及根茎进行初步加工，经过修剪、干燥、堆捂发汗、再干燥、挑选等工序加工，并按三七根茎、主根大小、支根粗细等分成若干个规格等级销售给不同用户。修剪下来的支根习称"筋条"，须

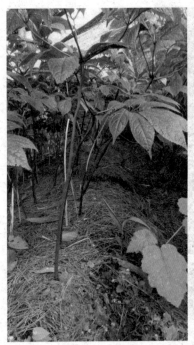

剪口
绒根
立根（头子）
支根（筋条）

三七地上植株　　　　　　　　　三七地下植株

根习称"绒根"，根茎习称"剪口"，主根习称"三七头子"。各个规格中"剪口"三七皂苷含量较高，故大部分作为药厂工业提取投料使用，我们日常生活中难以见到，其他规格大家都可在市场上寻找购买到。

人们为了方便对三七的各部位进行按质论价，将三七根茎、主根大小、支根粗细等分成若干个规格等级。传统上将三七根茎和主根、支根、须根及花、茎叶加工成14个规格等级，现在由于种植技术的成熟，120头以下小规格商品产量少，价格差距不大，故将160头、200头（大二外）、250头（小二外）全部归属无数头。过去剪口（根茎）价格很低，经过研究证实其三七皂苷含量高，药厂多用来提取原料，故现价格超过较好主根或与之持平。目前市场上使用的三七规格等级还有11个，详见表1：

表1 三七规格等级表

应用部位	规格	标准
主根	20头	每500g三七个数在20个以内，长不超过6cm；身干无杂，质地坚实，无虫蛀、霉变。
主根	30头	每500g三七个数在30个以内，长不超过6cm；身干无杂，质地坚实，无虫蛀、霉变。
主根	40头	每500g三七个数在40个以内，长不超过5cm；身干无杂，质地坚实，无虫蛀、霉变。
主根	60头	每500g三七个数在60个以内，长不超过4cm；身干无杂，质地坚实，无虫蛀、霉变。
主根	80头	每500g三七个数在80个以内，长不超过3cm；身干无杂，质地坚实，无虫蛀、霉变。
主根	120头	每500g三七个数在120个以内，长不超过2cm；身干无杂，质地坚实，无虫蛀、霉变。
主根	无数头	每500g三七个数在450个以内，长不超过1.5cm；身干无杂，质地坚实，无虫蛀、霉变。
主根上粗的枝条	筋条（一级）	每500g三七个数在450~600个以内，支根直径上端不低于0.8cm，下端不低于0.5cm；身干无杂，质地坚实，无虫蛀、霉变。
主根上的枝条	筋条（二级）	每500g三七个数在600个以上，支根大小均匀；身干无杂，有少量病七、糊七，无虫蛀、霉变。
须根	绒根	为直径在0.8cm以下的支根或绒根、须根；无杂质，无虫蛀、霉变。
根茎	剪口	为三七根茎，以个大，不规则皱缩，质结实，不带草茎，不规则扁球形者为佳。
三七花	二年花	灰绿色，花序未开放，均匀，紧密者为佳。
三七花	三年花	灰绿色，花序未完全开放，均匀，花大紧密者为佳。
茎叶	三七叶	色灰绿至灰白色，无黄枯叶，无泥土杂草等杂质。

（注：三七的头子是指每500g主根的个数。如120头是指500g三七的主根个数在80个以上，120个以内。）

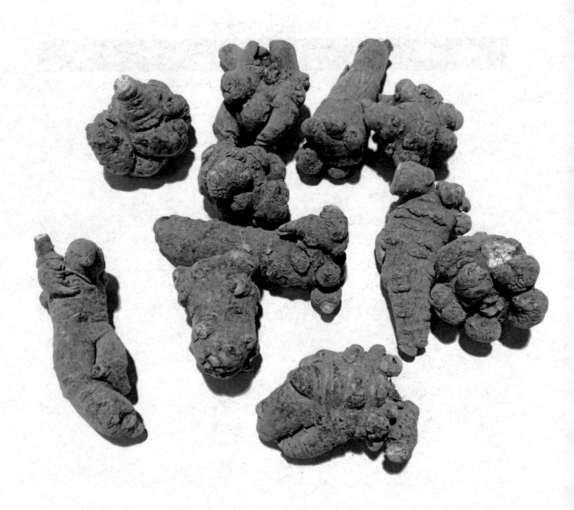

30 头 三七

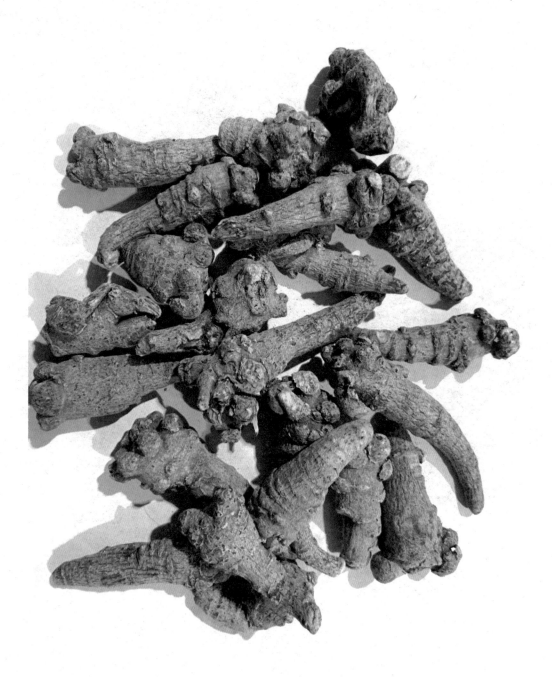

40 ⊛ 三七

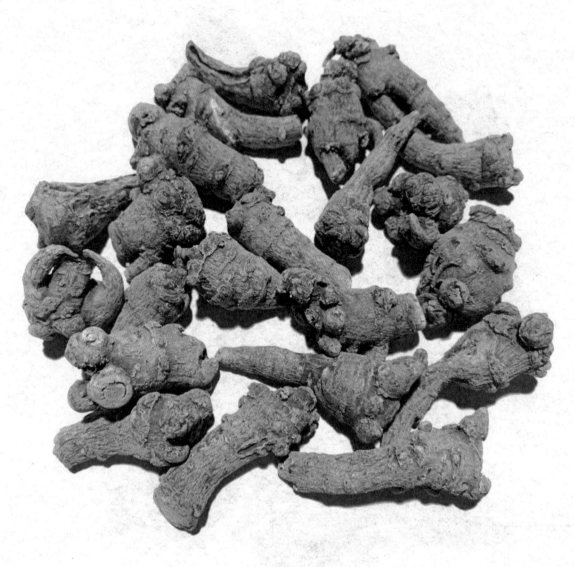

60 三七

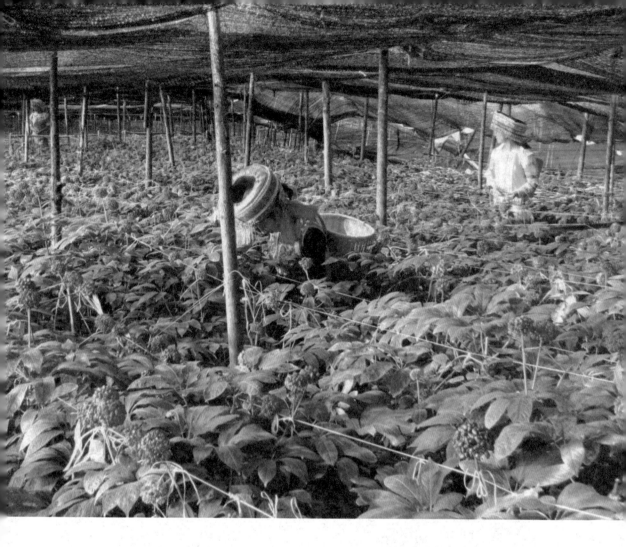

三、性状鉴别

（一）《中国药典》对三七性状描述

呈圆锥形或圆柱形，长1~6cm，直径1~4cm。表面灰褐色或灰黄色，有断续的纵皱纹和支根痕，顶端有茎痕，周围有瘤状突起。体重，质坚实，断面灰绿色、黄绿色或灰白色，木部微呈放射状排列。气微，味苦回甜。

筋条呈圆柱形或圆锥形，长2~6cm，上端直径约0.8cm，下端直径约0.3cm。

剪口呈不规则的皱缩块状或条状，表面有数个明显的茎痕及环纹，断面中心灰绿色或白色，边缘深绿色或灰色。

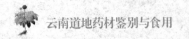

（二）性状经验描述

（1）主根：根据干燥方式不同分为传统干燥主根和新型干燥主根。

①传统干燥主根

外观：表面灰褐色或灰黄色（习称"铜皮"），顶端及周围断续的瘤状突起物和支根痕（习称"钉头"）。

形状：呈圆锥形或圆柱形，长1~6cm，直径1~4cm。顶端及周围有瘤状突起物，俗称"乳包"或"钉头"，"乳包"为圆形瘤状突起物，"钉头"为长圆形瘤状突起物。主根外形长圆锥形者，习称"长七"；主根外形短粗圆锥形者，习称"团七"。

断面：灰绿色、黄绿色或灰白色，皮部与木部易分离，木部有放射状纹理，习称"菊花心"。

质地：体重，质坚实，咬之费力，习称"铁骨"。

气味：气微，味苦回甜。

根据上述特征，人们将三七主根性状特征简要归纳为"乳包、钉头，铜皮铁骨，菊花心"。

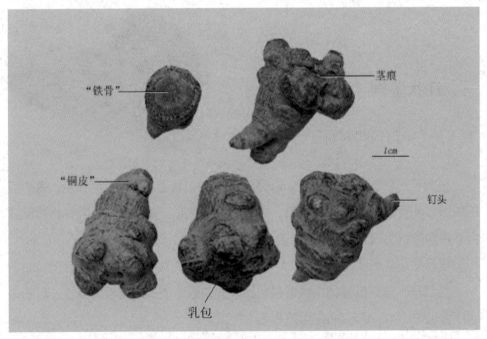

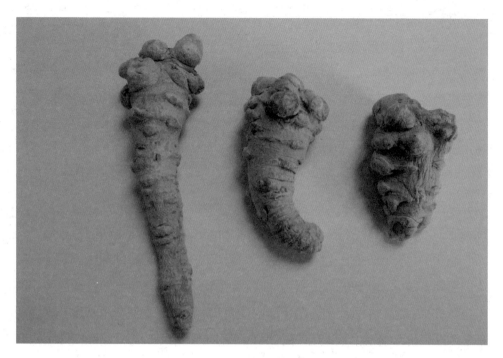

长七 长形三七

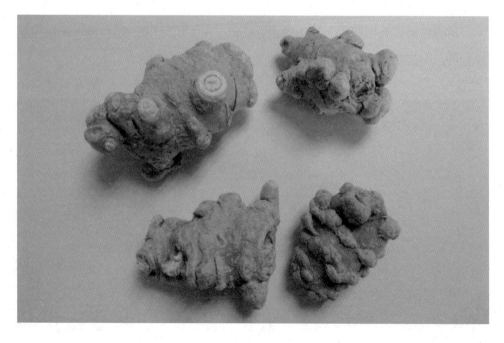

团七 短粗形三七

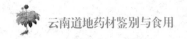

②新型干燥的主根

近年来，现代科学技术融入应用到三七的加工技术中，较常见的新型干燥技术为"冷冻干燥"。冷冻干燥主要是指把含有大量水分物质，预先进行降温冻结成固体，然后在真空的条件下使水分变为蒸汽直接升华干燥出来的过程。冻干三七就是采用冷冻干燥技术，在较短时间内除去药材内部水分，最大限度防止三七理化性质的改变，保留了三七的气味与功效。

冻干三七较传统干燥三七个头大，表面黄白色或黄绿色，有支根痕，但断续的纵皱纹不太明显。断面皮部与木部不易分离，木部有放射状纹理，菊花心的特征不太明显。体轻泡松，质疏松，易折断。气微，味苦而回甜。

冻干三七充分保留三七的生物组分和特有的气味，且质地疏松，易于直接入口服用，简化了传统的加工服用程序。目前，云南白药集团等企业选用此技术生产的"豹七"系列产品，市场销售反馈非常好，深受消费者欢迎。这些企业采用规范化种植技术，运用先进的科学技术加工生产，有效控制农残和重金属，充分保留各种成分与活性物质。

（2）筋条

为圆柱形，支根直径上端不低于0.8cm，下端不低于0.5cm；身干无杂，质地坚实，无虫蛀、霉变。

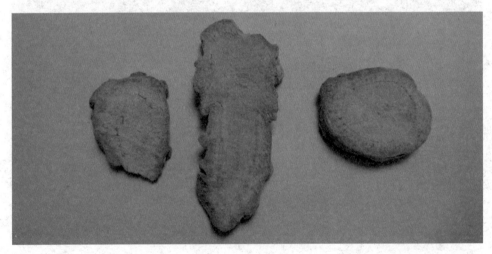

三七片（鲜切片）

（3）剪口

为三七根茎，呈不规则皱缩，表面有数个茎基痕及环纹，断面灰绿色或灰白色，边缘灰色。以质坚韧、块状不规则扁球形、不带草茎者为佳。

（4）须根

为三七根茎加工后留下的须根，缠绕成疏松团块状。表面灰褐色或灰黄色，断面灰绿色、黄绿色或灰白色。气微，味苦，回甜。

（5）三七叶

本品长25~50cm，茎常皱缩扁平或类方形，纵棱明显，近基部2~3cm处黄白色，上部灰绿色；直径1.5~2mm，顶端轮生3~6枚掌状复叶，偶带有顶生伞形花序，总叶柄长5~11cm；具纵棱，光滑无毛，小叶片3~7枚，多破碎，完整者展平后，中央的最大，长椭圆形至倒卵长椭圆形，长7~13cm，宽2~5cm；两侧叶片较小，椭圆形或椭圆状长卵形，长3.5~7cm，宽1.3~3cm；边缘具重细锯齿，齿端具小刺毛，黄绿色。质脆易碎，味甘，微苦。

（6）三七花

色灰绿至墨绿色，花序未完全开放，均匀、花大紧密者为佳。气清香，味甘，微苦。三七花等级很多，功效、经济价格也有区别。高品质三七花要一看年限，以三年花最佳；二看花朵形状，以团紧为上品；三看色泽，油绿、鲜亮为佳。

三七花的等级是根据花的颜色、大小、带柄、不带柄、带短柄、带长柄来划分等级的：一级，不带柄三年三七花；二级，不带柄两年三七花；三级，带柄三年三七花；四级，带柄两年三七花。

四、常见伪品与掺假品

【莪术】

为姜科植物蓬莪术 *Curcuma phaeocaulis* Val.、广西莪术 *Curcuma kwangsiensis* S. G. Lee et C. F. Liang或温郁金 *Curcuma wenyujin* Y. H. Chen et C. Ling的干燥根茎。

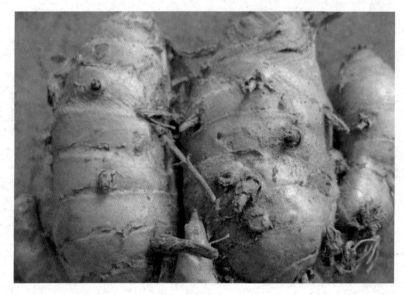

莪术鲜品

本品呈长圆形、长卵形、卵圆形、圆锥形、长纺锤形，顶端多钝尖，基部钝圆，长2~8cm，直径1.5~4cm。表面光滑呈灰黄色或灰棕色，有明显的环节，上部环节突起，有圆形微凹须根痕或残留的须根。横断面浅棕色，具蜡样光泽。内皮层环纹黄白色，维管束点状，淡黄色。体重，质坚实。气微香，味微苦而辛。

【藤三七】

为落葵科植物藤三七Anredera cordifolia（Tenire）Van Steenis的珠芽。

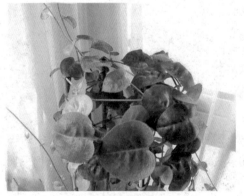

藤三七植株

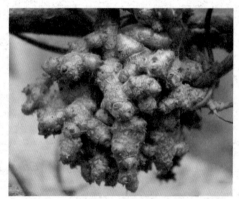

藤三七珠芽

本品呈不规则纺锤形或圆柱形，长3~8cm，直径1~3cm，有瘤状突起及折断后的圆形疤痕和弯曲的纵皱纹。断面类白色，颗粒状，或呈黄棕色角质。气微，嚼之有黏滑感。

【峨参】

为伞形科植物峨参*Anthriscus sylvestris*（L.）Hoffm.的根加工而成。

本品呈爪状、瘤状或圆锥状，顶端有茎基痕，基部稍尖或呈瘤状突起。质坚而重，断面黄棕色，角质样。气微，味微辛。

【"加馅三七"】

是用比较大的三七剖开加入小个的三七或其他杂物伪制而成，也有用多个小三七拼接而成。用以增加重量或提高规格，增加经济利益。

本品外形多不完整，有明显的剖痕或涂抹的粉状黏合物。

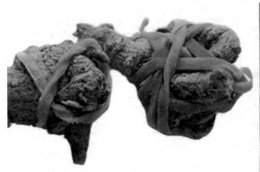 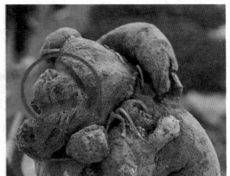

皮筋　　　　　　　　　　　　　勒痕

【用莪术加工的仿制品】

是用姜科植物蓬莪术的根茎经加工后的仿制品。

本品呈卵圆形、圆锥形，表面黄褐色至棕褐色，有雕刻而成的皱纹和瘤状突起。顶端无茎痕。体重，质坚。

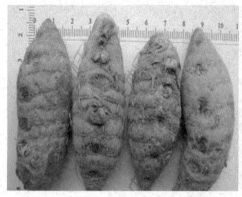
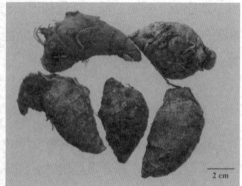

姜黄干品 莪术干品

【掺大米打三七粉】

是在加工三七粉的过程中，把部分三七用大米进行置换，也有用低等级规格替换高等级规格商品进行打粉加工，应加以防范。

五、如何选购优质三七

三七以个头大、体重、体表光滑、棕黑色、质坚硬、断面色灰绿或黄绿为佳。其质量和价格常常按照每千克有多少个三七头来确定，个头越大，质量越好，价格越高，如果有10多个或20个三七达500g，这就是最好的，称之为"三七王"。

三七是多年生植物，要三年以上才能采收，种植年限长，以个头大、坚实、光滑、无枝者为优。个头越大，质量越好，价格也越高。按采收季节不同来分，有春三七和冬三七，其中以春三七为最佳。春三七的性状特点是：颗粒大而圆满，无裂隙。冬三七的性状特点是：表面有皱纹或抽沟（拉槽），不饱满，体稍轻。

在选购三七时，要关注以下几点：

（1）春三七还是冬三七，首选春三七；

（2）头数越少表示三七主根（头子）越粗壮（大），价格越高；

（3）外观，区分是水洗本色三七还是打蜡三七。打蜡会掩盖缺陷，不易看出三七本身的品质，另外打蜡本身带入的物质对身体会产生一定的影响；

（4）三七的干燥度也会影响品质，水分过高可能会发生霉变；

（5）是否是品牌公司生产的产品，一般正规品牌公司都有自己的种植基地，种植、生产的过程遵循相应的标准，质量可追溯，质量稳定、可控。

（6）冻干三七优于传统干燥的三七。比如云南白药集团生产的"豹七"系列产品，其中冻干三七就是采用新的加工技术，充分保证了三七的有效成分不被破坏。

六、功效与使用

三七具有"生摔熟补"、活血散瘀与止血双向调节的功能，所以在使用时，要清楚使用目的，选用合适的三七商品。生用时，干燥后捣碎或研细粉散瘀止血，消肿定痛之功偏胜，具有止血而不留瘀、化瘀也不会导致出血的特长，对于出血兼有瘀滞者尤为适宜。熟三七偏重于滋补强壮作用，多用于身体虚弱，气血不足的患者。

中医认为：三七味甘而微苦，归肝、胃经。温通而入血分，生用具有散瘀止血、功善止血、又善化瘀、消肿定痛之功效。用于咯血、吐血、咳血、衄血及二便下血，具止血而不留瘀之长。可治人体内外各种出血证，单用本品内服或外敷，具有良好的止血作用。三七与其他中药材组成中药复方，如（外科证治全书）胜金散，若配花蕊石、血余炭等药，则能增强止血化瘀之功，能治咳血、吐血、衄血、二便下血。方如《医学衷中参西录》化血丹，若失血证属血热者，则当配生地黄、白茅根、侧柏叶等药，以清热凉血止血；属阴虚血热者，当配旱莲草、阿胶、龟板胶等药以滋阴凉血止血；属虚寒者，可配山萸肉、仙鹤草、炮姜等药，以补虚温阳止血；属气虚失统而失血者，可配黄芪、党参、优龙肝等药，以补气摄血止血；若治外伤出血，可单用本品研末外敷，或配龙骨、血竭、象皮等药，以止血收口。熟用具有强壮补虚之功。用于身体虚弱、气血不足的面色苍白、头昏眼花、四肢无力、食欲不振等症。

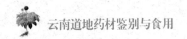

参考文献

[1] 苏豹，赵仁，等.南国神草一三七[M].云南科技出版社，2016.

[2] 赵学敏（清）（1983）.本草纲目拾遗[M]. 北京:人民卫生出版社, 1963: 65-67.

[3] 刘刚.三七剪口的化学成分研究[D].吉林：吉林农业大学,2006: 1-63.

[4]【国药联材字（84）第72号文附件】，《七十六种药材商品规格标准》[S].北京：国家医药管理局、中华人民共和国卫生部，1984.

[5] 国家药典委员会.中华人民共和国药典[M].2015. 北京:中国医药科技出版社,2015: 11-12.

[6] 张锡纯（清）.《医学衷中参西录》[M]. 福州:福建科学技术出版社, 2003: 71.

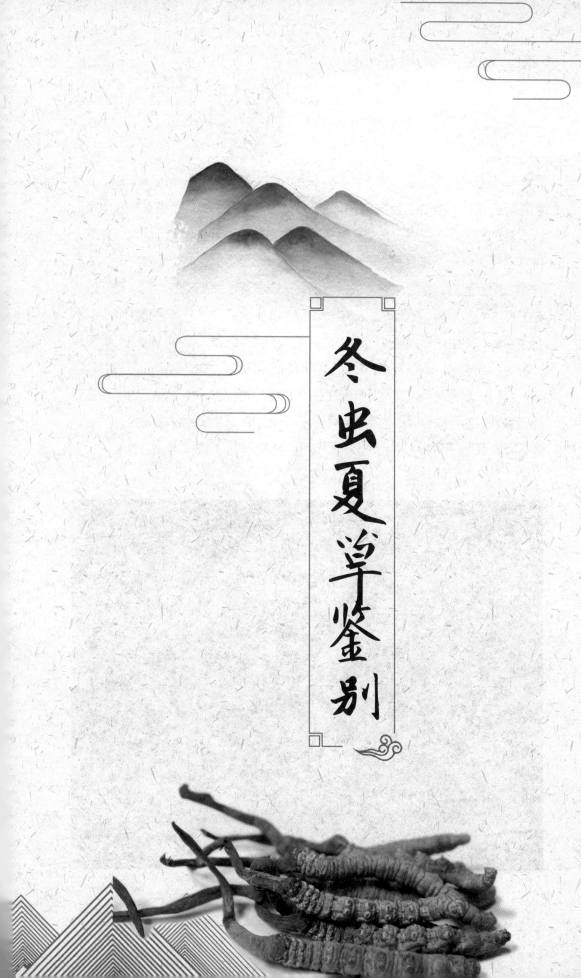

冬虫夏草鉴别

一、概述

冬虫夏草为麦角菌科真菌冬虫夏草菌*Cordyceps sinensis*（BerK.）Sacc.寄生在蝙蝠蛾科昆虫幼虫上的子座和幼虫尸体的干燥复合体。冬虫夏草与鹿茸、人参并称为中药三宝，素有"软黄金""东方神草"之称。中医认为，虫草入肺肾二经，具有补肺阴、补肾阳、阴阳双补、起萎固精、益阴补肺之功。主治肾虚、阳痿遗精、腰膝酸痛、病后虚弱、久咳虚弱、劳咳痰血、自汗盗汗等，是一种能同时平衡、调节阴阳的中药。野生冬虫夏草生长分布区域狭窄、自然寄生率低、对生活环境条件要求苛刻。国内仅产于西藏、云南、四川、青海、宁夏等少数省区，资源数量有限，其中以西藏虫草为上乘，云南、青海虫草稍次，四川、宁夏又稍次之。近年来冬虫夏草主产地由于人类活动的增加，生态环境遭到人为严重破坏，大量盲目不合理采挖致使野生资源日趋减少，产量逐年下降，且人们不断发现其新的药理作用，需求倍增，价格逐年上涨。

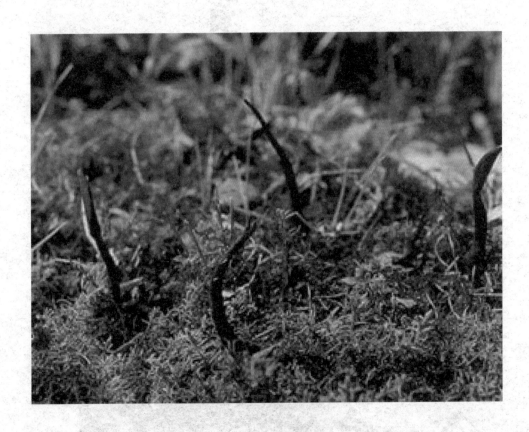

冬虫夏草是青藏高原和喜马拉雅山中东部的高寒草甸生态系统（海拔3000~5000m）中特有的一种自然虫生真菌复合体，其分布范围有限，中国、尼泊尔、不丹和印度的高海拔高寒草甸有分布。在我国，冬虫夏草主要分布于西藏以及四川、云南、青海和甘肃的藏族聚集区，而在四川西南部和云南北部的非藏族聚集区也有少量分布。由于其生长环境特殊与脆弱，野生虫草产量较低；加之全球变暖，雪线上移，蝙蝠蛾大量死亡，同时采集量远大于更新量，造成该资源逐年下降。冬虫夏草产量低、价格昂贵，市场上掺伪作假行为时有发生。目前，许多省、市、区都相继开展了对冬虫夏草的生态环境、化学成分、药理作用、人工栽培等方面进行研究，还进行了科研蚕蛹虫草、香棒虫草、亚香棒虫草、凉山虫草、青海冬虫夏草菌等代替冬虫夏草的研究工作，但还没有任何一种替代品研究得到国家有关部门的认可。随着人们康复保健意识与生活水平的提高，人们对冬虫夏草的需求非常旺盛，资源稀缺，生态环境要求非常苛刻，产地区域分布狭小，产量极其有限而更显名贵，产量又逐年减少，造成了市场交易中冬虫夏草价格十分昂

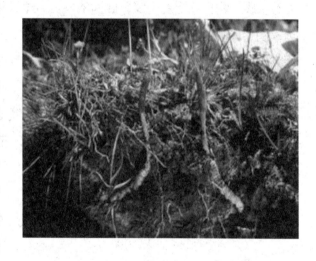

贵。进而市场上冬虫夏草掺伪作假行为时有发现，鉴于在应用方面的误区，我们介绍一些简单而实用的鉴别方法，辨别出冬虫夏草的真伪与品质优劣。

二、采收、加工与分类

（一）采收、加工

冬虫夏草应于每年的农历四至五月间，夏至前后，积雪尚未溶化的时候采

收。此时的冬虫夏草出苗未超过一寸，子座多露于雪面，容易分辨，过迟则积雪融化，其他杂草也会生长极快，冬虫夏草则不易找寻。且过了这个时节，冬虫夏草在土中的虫体枯萎，品质下降，不适合药用。掌握了冬虫夏草的生长环境和采集季节后，寻找药源掌握采挖技术是保证产量的关键，寻找时一定要把腰弯下来，或者趴在地上仔细观察，只要发现一根冬虫夏草，那么附近可能还会有其他的冬虫夏草。在最密集处，在 1 m^2 内可发现10~20根冬虫夏草。采挖冬虫夏草是一项细致而又耐心的工作，最好使用小铁棍或小木棒等工具刨挖，距离在菌苗周围一寸左右，太近或太远都容易挖断虫体，也不能用手直接拔苗采挖。

冬虫夏草采收后，晾晒至6~7成干，及时除去表面上似纤维状附着物及泥土等杂质，晒干或低温干燥，此时的冬虫夏草习称为"毛货"。毛货用黄酒喷洒，使之体软，整理平直，每7~8条用红线扎成小把，用微火烘干，再把小把捆成正方形，习称"封装虫草"，每捆100g，或整理平直后不扎把，晾晒到全干，装袋贮存。

对于一般家庭保存来说，如果需要保存半年以上，可以考虑用密封袋包装后保存在冰箱内冷藏贮存。贮存关键在于防潮、防蛀和防虫。冬虫夏草只要在产区时通过正常的干燥方法处理后，放在通风的环境下，一般是不会发霉变质的。虫草越新鲜，其功效就越好。建议购买虫草后，应有计划地服用，最好连续服用3个月以上。就一般的家庭保存条件来说，冬虫夏草的保存时间不宜超过2年。

（二）分类

1.术语

冬虫夏草在多年的市场经济中形成了自己的一些专用术语，现将在商品交易中专业人士时常用到的术语予以介绍。

（1）藏草：特指西藏自治区境内出产的冬虫夏草。

（2）青海草：特指青海省境内出产的冬虫夏草。

（3）川草：特指四川省境内出产的冬虫夏草。其中，四川省西部出产，在康定（打煎炉）地区集散的叫炉草；四川省川北出产，在灌县集散的叫灌草。

（4）滇草：特指云南省境内出产的冬虫夏草。

（5）甘肃草：特指甘肃省境内出产的冬虫夏草。

（6）头草：在5月份前15日左右，真菌孢子把虫体作为养料，生长迅速，这时发育得最饱满，体内有效成分最高，是采集的最好季节；冬虫夏草的虫体一般为4~10cm，这时的虫草称为"头草"。

（7）二草：头草末及时采集，真菌孢子长至冬虫夏草虫体的两倍左右，称为"二草"，质量次之。

（8）毛货：把采挖的冬虫夏草晒至6~7成干，及时除去冬虫夏草表面似纤维状附着物及泥土等杂质，晒干或低温干燥，此时的冬虫夏草习称为"毛货"。

（9）封装草：用黄酒喷洒毛货，使之体软，整理平直，每7~8条用红线扎成小把，再用微火烘干，再把小把捆成正方形，习称"封装虫草"，每捆100g。

（10）断条：指冬虫夏草在采挖、晾、晒、刷净、储存以及销售过程中发生了折断，分成两截或多截。

（11）穿条：指将断了的冬虫夏草用竹签、木棍、铁丝、铅丝等介质穿起来后形成一个完整的冬虫夏草。

（12）死草：是指蝙蝠蛾科昆虫幼虫在地下生长发育不良，没有子座或子座发育不全的冬虫夏草。

（13）瘪草：冬虫夏草的饱满度要是很差的话，就是所谓的瘪草。多数情况是由于采挖时间晚，虫体营养被草头吸收过多从而导致虫体变瘪，甚至变空。一般情况下，瘪的冬虫夏草常常伴随着草头过长的现象产生。也有后期储存不当导致冬虫夏草受潮发霉、水分严重丢失导致变瘪的。

（14）混草：指将低品质的冬虫夏草混到高品质的冬虫夏草里面，按高品质冬虫夏草销售。

（15）统货：指冬虫夏草在采挖晒干后，不分虫体外形大小、不进行分级销售的冬虫夏草。因冬虫夏草价格昂贵，大小冬虫夏草的价格差异非常大，现销售市场中，统草已非常少见。

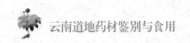

（16）选货：指冬虫夏草在采挖晒干后，把冬虫夏草摊开，用人工分级的方法，依据虫体外形大小进行分级，然后进行分级销售的冬虫夏草。选草是把每千克称量的冬虫夏草进行计数，在多少的数字范围内习称多少条。

2.规格分类

选草的级别不论是藏虫草还是其他产地的冬虫夏草，原则是依据冬虫夏草虫体外形的大小进行分级，不区分虫体颜色，是按以虫体外形大小每千克相差100~200条以内为一个级别。水分含量不低于3%，但不高于5%，断草条数比例不高于3%~5%，大体可分为21~32个级别，一般市场流通的分级情况如下：

表2　冬虫夏草规格分类

级别	规格要求	备注
1600条	每千克冬虫夏草条数不得超过1600条，水分含量在3%~5%之间，饱满度好，不得有断条、穿条、瘪草、死草、混草等冬虫夏草混入其中	俗称虫草王，多数为礼品盒包装
1700条	每千克冬虫夏草条数在1600~1699条以内，水分含量在3%~5%之间，饱满度好，不得有断条、穿条、瘪草、死草、混草等冬虫夏草混入其中	俗称虫草王，多数为礼品盒包装
1800条	每千克冬虫夏草条数在1700~1799条以内，水分含量在3%~5%之间，饱满度好，不得有断条、穿条、瘪草、死草、混草等冬虫夏草混入其中	优级品，多数为礼品盒包装
1900条	每千克冬虫夏草条数在1800~1899条以内，水分含量在3%~5%之间，饱满度好，不得有断条、穿条、瘪草、死草、混草等冬虫夏草混入其中	优级品，多数为礼品盒包装
2000条	每千克冬虫夏草条数在1900~1999条以内，水分含量在3%~5%之间，饱满度好，不得有断条、穿条、瘪草、死草、混草等冬虫夏草混入其中	优级品，多数为礼品盒包装
2200条	每千克冬虫夏草条数在2000~2199条内，水分含量在3%~5%之间，折断冬虫夏草条数不高于3%	优级品，多数为礼品盒包装
2400条	每千克冬虫夏草条数在2200~2399条内，水分含量在3%~5%之间，折断冬虫夏草条数不高于3%	优级品，散装或为礼品盒包装

续表2

级别	规格要求	备注
2600条	每千克冬虫夏草条数在2400~2599条内，水分含量在3%~5%之间，折断冬虫夏草条数不高于3%	多数为礼品盒包装
2800条	每千克冬虫夏草条数在2600~2799条内，水分含量在3%~5%之间，折断冬虫夏草条数不高于3%	有礼品盒包装，也有散装
3000条	每千克冬虫夏草条数在2800~2999条内，水分含量在3%~5%之间，折断冬虫夏草条数不高于3%	有礼品盒包装，也有散装
3200条	每千克冬虫夏草条数在3000~3199条内，水分含量在3%~5%之间，折断冬虫夏草条数不高于3%	有礼品盒包装，也有散装
3400条	每千克冬虫夏草条数在3200~3399条内，水分含量在3%~5%之间，折断冬虫夏草条数不高于3%	有礼品盒包装，也有散装
3600条	每千克冬虫夏草条数在3400~3599条内，水分含量在3%~5%之间，折断冬虫夏草条数不高于3%	多数散装
3800条	每千克冬虫夏草条数在3600~3799条内，水分含量在3%~5%之间，折断冬虫夏草条数不高于3%	多数散装
4000条	每千克冬虫夏草条数在3800~3999条内，水分含量在3%~5%之间，折断冬虫夏草条数不高于3%	多数散装
4300条	每千克冬虫夏草条数在4000~4299条内，水分含量在3%~5%之间，折断藏虫草条数不高于5%	散装
4600条	每千克冬虫夏草条数在4300~4599条内，水分含量在3%~5%之间，折断冬虫夏草条数不高于5%	散装
5000条	每千克冬虫夏草条数在4600~4999条内，水分含量在3%~5%之间，折断冬虫夏草条数不高于5%	散装
等外品	每千克冬虫夏草条数在5000条以上，水分含量在3%~5%之间，多数为断条、穿条、瘪草、死草等质差的冬虫夏草	散装

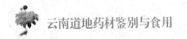
三、性状鉴别

（一）《中国药典》对冬虫夏草性状描述

本品由虫体与从虫头部长出的真菌子座相连而成。虫体似蚕，长3~5cm，直径0.3~0.8cm；表面深黄色至黄棕色，有环纹20~30个，近头部的环纹较细；头部红棕色；足8对，中部4对较明显；质脆，易折断，断面略平坦，淡黄白色。子座细长圆柱形，长4~7cm，直径约0.3cm；表面深棕色至棕褐色，有细纵皱纹，上部稍膨大，质柔韧；断面类白色。气微腥，味微苦。

（二）性状经验描述

（1）外观：冬虫夏草由虫体与从虫头部长出的真菌子座相连而成。上部为草样菌座，多为一个，表面深棕色或棕褐色。下部为虫体，虫体似蚕，长3~5cm，直径0.3~0.8cm，表面深黄色至黄棕色，头部红棕色。连接处具有清晰可见的痕迹，草将整个头部几乎完全包裹。虫体和草相连的地方由于产地的不同，长有平而不鼓的金黄色或红棕色的眼睛。

（2）形状：①菌座：细长，呈网柱形或棒状，直立或稍弯，从下至上渐细，表面有微细的纵纹，长度稍大于虫体。顶端稍膨大，棕褐色，端部近圆柱形。②虫体：表面略粗糙，环纹明显，20~30条，每三个环纹一组，近头部的环纹较细；腹面有足8对，中部4对较明显，头部三对不明显，颜色浅于虫体其他部分，并略带弯曲，尾部一对隐约可见；尾如蚕尾。

（3）断面：①菌座：断面内心充实，类白色。②虫体：断面略平坦，白色或略带黄色，中间有暗棕色"V"字样。

（4）质地：①菌座：质地柔韧，不易折断。②虫体：质脆，易折断。

（5）气味：有草菇样香气；咀嚼如嚼青毛豆，愈嚼愈香，满口鸡肉甜香味。

（6）品质：好的冬虫夏草虫体丰满肥大，无虫蛀发霉，质脆，很容易折断，断面内心充实，略平坦，白色略发黄，周边显深黄色；菌座以短为好，质柔韧，断面为纤维状，黄白色，口尝感觉味淡微酸，闻之微有腥香，与虫体连接完整。

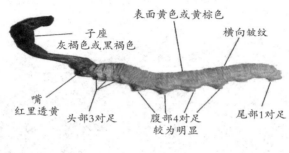

冬虫夏草

四、常见混淆品与伪品

【亚香棒虫草】

为麦角菌科真菌亚香棒虫草菌寄生在鳞翅目昆虫幼虫的子座及幼虫尸体的干燥物。本品形如蚕，形状与冬虫夏草相似，长3~4.5cm，直径4~6mm，有环纹10~20条，表面有类白色的菌膜，除去菌膜显褐色，可见黑点状气门。子座单生或有分枝，黑色，有纵皱或棱，气微香味淡。身体虽有环纹，背部环纹不清晰且很细密，眼睛常裸露。

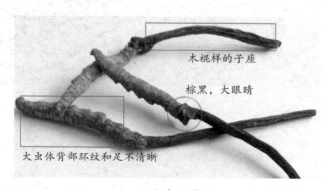

亚香棒虫草

【凉山虫草】

麦角菌科真菌凉山虫草寄生在鳞翅目昆虫幼虫的子座及幼虫尸体的复合

体。本品虫体似蚕，粗短，长3~6cm，直径0.6~1cm，表面黄棕色，有明显皱缩纹路，外被棕色绒毛，部分绒毛脱落，足9~10对，不明显，断面中空，类白色，子座呈线形，纤细而长，长10~30cm，表面黄棕色。气微腥，味淡。

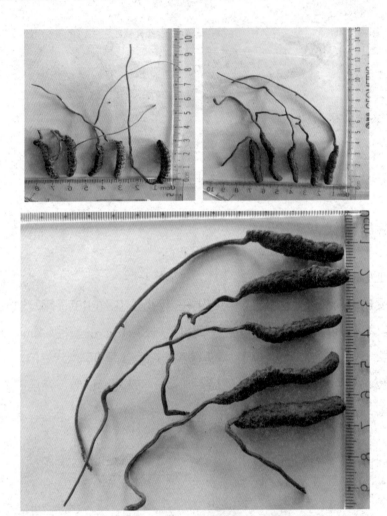

凉山虫草

【蛹草】

麦角菌科真菌蛹草*Cordyceps militaris*（L.）Link.寄生在夜蛾科幼虫的昆虫幼虫上的子座和幼虫尸体的干燥复合体，习称"北虫草"。本品主要区别在子座头部椭圆形，顶端钝圆，橙黄或橙红色，柄细长，圆柱形，寄主为夜蛾科幼虫，常发育成蛹后才死，所以虫体成椭圆形的蛹。腹部无足和气门，仅顶部具环纹，有6~7个不明显的环节，表面黄褐色。气微，味甘。

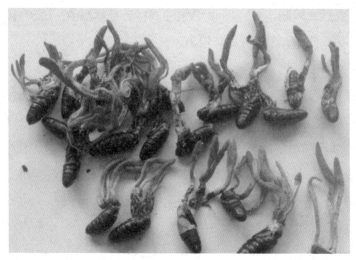

蛹草

【地蚕】

唇形科植物地蚕及草石蚕的干燥块茎。本品成梭形，略弯曲，外形与虫体相似，但无子实体。有3~15环节，外表淡黄色，长2~5cm，粗0.3~1cm，质脆，断面略平坦，类白色。可见棕色形成层环，气微，味甜，有黏性。

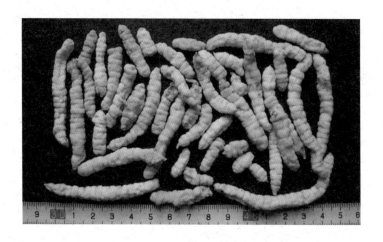

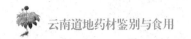
地蚕

【新疆虫草】

麦角菌科真菌新疆虫草寄生在鳞翅目昆虫幼虫的子座及幼虫尸体的复合体。本品呈蚕状，较细，长2~4cm，表面土黄色，至紫褐色，有20~40环节，足8对，子座多见，质脆，气微腥，味较苦。

【蛴螬】

别名核桃虫，为金龟子科昆虫朝鲜黑金龟子或其他近缘昆虫的干燥幼虫，呈长圆柱形或弯曲呈扁肾形，长约3cm，宽1~1.2cm。棕黄色、棕褐色或黄白色。全体有环节，头部小，棕褐色，体壳较硬而脆，体内呈空泡状。胸部三节各附发达的胸足1对，足部密生棕褐色细毛。气微臭。

【分枝虫草】

麦角菌科真菌分枝虫草菌*Cordyceps ramose* Teng寄生于鳞翅目昆虫的幼虫上的子座和幼虫尸体的干燥复合体。虫体短粗，长3~5cm，直径0.3~0.5cm；粗糙，表面黄绿色，入水后颜色褪为黄褐色或黑褐色；足多，胸部4对明显；头部棕红色，子实体1~5个，质脆易折断，断面平坦，淡黄白色；子实体多，有的多达4~5个，稍扁，多呈黑褐色，质柔韧，断面外层黑色，中心黄白色。气清香，微腥，味微苦。

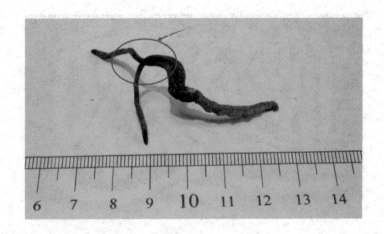

分枝虫草

【草石蚕】

为唇形科植物草石蚕*Stachys. sieboldii* Miq的干燥块茎，呈纺锤串珠状，长1.5~4cm，直径0.3~1cm，有点状须根痕，环纹2~10条，表面无毛，密被膜质鳞片，灰白色至灰褐色。质脆，易折断，断面棕色或绿色。气微，味淡。

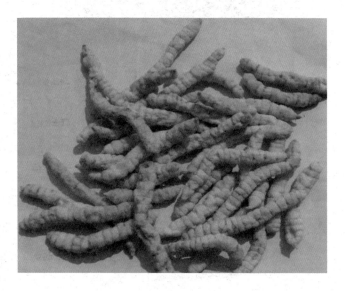

草石蚕

【古尼虫草】

古尼虫草为麦角菌科真菌古尼虫草菌*Cordyceps gunnii*（Berk）Berk寄生在蝙蝠蛾科昆虫幼虫上的子座及幼虫尸体的复合体。古尼虫草虫体似蚕，长3~4cm，直径4~5mm，体表灰白色至淡黄色，具有环纹20~30个，近头部有足3对，中部4对，尾部1对，背部有点状气门，黑色，刮去外层灰白色菌膜，可见褐色或栗褐色虫体角皮，质脆，易折断，断面略平坦，黄白色。子座单生，或2~3个，粗壮，圆柱形，柄多弯曲，直径2~4mm，灰白色或灰褐色，具纵纹，长4~8cm，头部短圆柱形，顶端圆钝，长1~1.2cm，直径3~6mm，茶褐色，顶部无不育顶端，气微腥臭，干燥品无草菇菌类特有的香气。

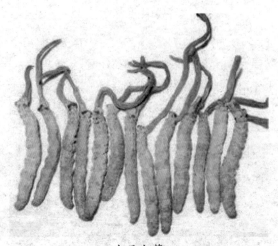

古尼虫草

【仿制品】

为面粉、玉米粉、石膏等为原料的人工伪制品。外表黄白色或棕白色，形如蚕，虫体光滑，环纹明显，断面整齐，淡白色。子座顶端略尖，体重，气弱味淡，久尝黏牙，遇碘液显蓝色。大小和色泽基本整齐一致，放水里面沉入水中。

【拼接】

虫体为真体，子座为假子座。子座用植物的茎或百合科植物黄花菜的花伪充。在虫体头部用黏合剂粘贴而成，拔除假子座后，虫体头部无破损。

【增重】

在真正的冬虫夏草中加入明矾增重掺假，由于冬虫夏草用明矾浸泡过，所以冬虫夏草表面有一层乳白色粉。或用金属粉涂抹在虫草的子座和虫体，或在虫体内插入异物以增加重量。鉴别方法：一是使用金属探测器；二是用手掂会感到手感沉重，市面上的冬虫夏草一般一根重量在0.15~0.6g间，超过0.6g的冬虫夏草极其罕见。三是在水中浸泡稍许，可见有黑色颗粒物脱落并快速下沉，取脱落物在显微镜下观察，可见为金属粉末。

五、如何选购优质冬虫夏草

1. 水试法

冬虫夏草正品虫体放入水中会悬浮于水面，用开水浸泡后，虫体变大变软，虫体颜色基本不发生变化，菌座颜色加重，成为黑褐色，虫体和菌座相连不脱落，水质澄清不浑浊，水的颜色呈淡黄色，通常水中不会有沉淀物，就算有沉淀物也只是从虫草上脱落下来的很少量的泥土与木屑，浸液微有臭味。

明矾浸泡过的虫体及子座颜色变黑，无弹性，水中下沉，味苦涩；加金属粉末的子座显黑褐色，对光检查可见亮星，手捻有黑渣脱落，水中下沉。假虫草用开水浸泡10分钟后会慢慢显出原形，黄色开始脱落，假菌座也开始脱落与虫体分开。

2. 口尝法

冬虫夏草正品放口中咀嚼如同咀青毛豆，愈咀愈香，满口鸡肉甜香味。伪虫草放口中咀之，硬碎顶牙，口液湿透后，满口泥粉，不耐咀而无肉香味，土味特浓。

3. 鼻闻法

潮湿的冬虫夏草在密闭后打开，闻起来掺杂有草菇的香气。干燥的时候闻起来无味或有淡淡的草菇、香菇的香气，而伪品则没有。

4. 眼看法

冬虫夏草正品虫体的横直伸缩纹理及腹部乳突状的足十分规则，对称清晰；放在手中无坠重感；子座顶端表面青黑，表面有微细的纵纹，易折断，断面淡黄白色，周边深黄色，断面心内充实。

5. 理化鉴别

取本品0.5g加水5mL，浸泡1h，摇匀，过滤。取溶液1mL，置荧光灯（365nm）下观察，冬虫夏草正品溶液呈黄蓝色荧光。

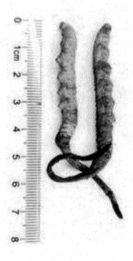

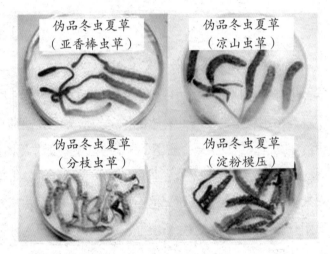

伪品冬虫夏草
（亚香棒虫草）

伪品冬虫夏草
（凉山虫草）

伪品冬虫夏草
（分枝虫草）

伪品冬虫夏草
（淀粉模压）

真伪鉴别1

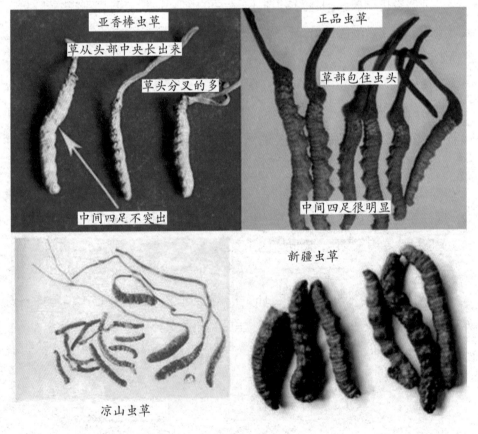

亚香棒虫草

草从头部中央长出来

草头分叉的多

中间四足不突出

正品虫草

草部包住虫头

中间四足很明显

凉山虫草

新疆虫草

真伪鉴别2

表3　冬虫夏草易混淆品鉴别点

品名	来源	性状	颜色	气味
冬虫夏草	本品为麦角菌科真菌冬虫夏草菌Cordyceps sinensis（BerK.）Sacc.寄生在蝙蝠蛾科昆虫幼虫上的子座和幼虫尸体的干燥复合体	上部为草样菌座，多为1个。细长，表面有微细的纵纹，长度稍大于虫体，菌座顶端稍膨大，端部近圆柱形。下部为虫体，虫体似蚕，长3~5cm，直径0.3~0.8cm；略粗糙，环纹明显，20~30条，每3个环纹一组，近头部的环纹较细；头部红棕色；腹部有足8对，中部4对较明显；头部3对不明显，颜色浅于虫体其他部分，并略带弯曲；尾部1对隐约可见；尾如蚕尾。虫体和草相连的地方由于产地的不同，长有平而不鼓的金黄色或红棕色的眼睛	菌座表面深棕色或棕褐色，断面白色；菌座顶端棕褐色；虫体表面深黄色至黄棕色，断面白色或略带黄色，中间有暗棕色"V"字样	有草菇的香气；咀嚼如咀青毛豆愈咀愈香，满口鸡肉甜香味
亚香棒虫草	为麦角菌科真菌亚香棒虫草菌寄生在鳞翅目昆虫幼虫的子座及幼虫尸体的干燥物	本品形如蚕，形状与冬虫夏草相似，长3~4.5cm，直径4~6mm，有环纹10~20条，虫体可见黑点状气门。子座单生或有分枝，较短，有纵皱或棱。身体虽有环纹，背部环纹不清晰且很细密，眼睛常裸露	子座黑色；虫体表面有类白色的菌膜，除去菌膜显褐色	气微香味淡。无菇类气味
蛹草	麦角菌科真菌蛹草Cordyceps militaris（L.）Link.寄生在夜蛾科幼虫的昆虫幼虫上的子座和幼虫尸体的干燥复合体，习称"北虫草"	子座头部椭圆形，顶端钝圆，柄细长，圆柱形，寄主为夜蛾科幼虫，常发育成蛹后才死，所以虫体呈椭圆形的蛹。腹部无足和气门，仅顶部具环纹，有6~7个不明显的环节，表面黄褐色	子座头部橙黄或橙红色；虫体表面黄褐色	气微，味甘
地蚕	唇形科植物地蚕及草石蚕的干燥块茎	本品呈梭形，略弯曲，外形与虫体相似，但无子实体。有3~15环节，长2~5cm，粗0.3~1cm，质脆，断面略平坦	块茎外表淡黄色，断面类白色，可见棕色形成层环	气微，味甜，有黏性
凉山虫草	麦角菌科真菌凉山虫草寄生在鳞翅目昆虫幼虫的子座及幼虫尸体的复合体	子座呈线形，纤细而长，长10~30cm。虫体似蚕，粗短，长3~6cm，直径0.6~1cm，有明显皱缩纹路，足9~10对，不明显，断面中空	子座表面黄棕色，虫体表面黄棕色，外被棕色绒毛，断面类白色	气微腥，味淡
新疆虫草	麦角菌科真菌新疆虫草寄生在鳞翅目昆虫幼虫的子座及幼虫尸体的复合体	本品似蚕状，较细，长2~4cm，有环纹20~40对，足8对，子座多见，质脆	虫体表面土黄色至紫褐色	气微腥味较苦
蛴螬	为金龟子科昆虫朝鲜黑金龟子或其他近缘昆虫的干燥幼虫	呈长圆柱形或弯曲呈扁肾形，长约3cm，宽1~1.2cm。棕黄色、棕褐色或黄白色。全体有环节，头部小，棕褐色，体壳较硬而脆，体内呈空泡状。胸部三节各附发达的胸足1对，足部密生棕褐色细毛	虫体头部棕色，身体淡黄色	气微臭
分枝虫草	麦角菌科真菌分枝虫草菌Cordyceps ramose Teng寄生于鳞翅目昆虫的幼虫上的子座和幼虫尸体的干燥复合体	虫体短粗，长3~5cm，直径0.3~0.5cm；粗糙，足多，胸部4对明显；头部棕红色，子实体1~5个，质脆易折断，断面平坦；子实体多，有的多达4~5个，稍扁，多呈黑褐色，质柔韧，断面外层黑色，中心黄白色	子实体，多呈黑褐色，断面外层黑色，中心黄白色。虫体表面黄绿色，入水后颜色褪为黄褐色或黑褐色，断面淡黄白色	气清香，微腥，味微苦
草石蚕	为唇形科植物草石蚕S.Sieboldii Miq的干燥块茎	呈纺锤串珠状，长1.5~4cm，直径0.3~1cm，有点状须根痕，环纹2~10条，表面无毛，密被膜质鳞片，质脆，易折断	块茎灰白色至灰褐色，断面棕色或绿色	气微，味淡

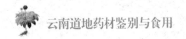

续表3

品名	来源	性状	颜色	气味
古尼虫草	为麦角菌科真菌古尼虫草菌*Cordyceps gunnii*（Berk）Berk，寄生在蝙蝠蛾科昆虫幼虫上的子座及幼虫尸体的复合体	古尼虫草虫体似蚕，长3~4cm，直径4~5mm，具有环纹20~30个，近头部有足3对，中部4对，尾部1对，背部有点状气门，黑色，刮去外层灰白色菌膜，可见褐色或栗褐色虫体角皮，质脆，易折断，断面略平坦。子座单生，或2~3个，粗壮，圆柱形，柄多弯曲，直径2~4mm，具纵纹，长4~8cm，头部短圆柱形，顶端圆钝，长1~1.2cm，直径3~6mm，顶部无不育顶端	子座灰白色或灰褐色，头部茶褐色。虫体体表灰白色至淡黄色，断面黄白色	气微腥臭，干燥品无菌类特有的香气

表4 冬虫夏草伪品、掺假鉴别点

品名	特征性状	水试法	气味
冬虫夏草	菌座多为一个，长度稍大于虫体，表面深棕色或棕褐色，断面白色；菌座顶端稍膨大，棕褐色。虫体环纹明显，20~30条，每三个环纹一组，腹面有足8对，中部4对较明显；头部3对不明显，虫体表面深黄色至黄棕色，断面白色或略带黄色，中间有暗棕色"V"字样	放入水中悬浮于水面；用开水浸泡后，虫体变大变软，虫体和菌座相连不脱落，水质澄清不浑浊，水的颜色呈淡黄色，通常水中不会有沉淀物，就算有沉淀物只是从虫草上脱落下来的很少量的泥土与木屑，浸液微有臭味	拥有掺杂有草菇的香气；咀嚼如咀青毛豆，愈嚼愈香，满口鸡肉甜香味
为面粉、玉米粉、石膏等为原料的人工伪制品。	外表黄白色或棕白色，形如蚕，虫体光滑，环纹明显，断面整齐，淡白色。子座顶端略尖，体重，久尝粘牙，遇碘液显蓝色。大小和色泽基本整齐一致	放水里面沉入水中	气弱味淡，放口中咀之，硬碎顶牙，口液湿透后，满口泥粉，不耐咀而无肉香味，土味特浓
拼接的伪制品	虫体为真体，子座为假子座。子座用植物的茎或百合科植物黄花菜的花伪充。在虫体头部用黏合剂粘贴而成，拔除假子座后，虫体头部无破损	用开水浸泡10min后，会慢慢显出原形，黄色开始脱落，假菌座也开始脱落与虫体分开	没有草菇、香菇的香气
掺伪加重的虫草	在真正的冬虫夏草中加入明矾增重掺假，由于冬虫夏草用明矾浸泡过，所以冬虫夏草表面有一层乳白色粉。或用金属粉涂抹在虫草的子座和虫体，或在虫体内插入异物以增加重量。用手掂会感到手感沉重	明矾浸泡过的虫体及子座颜色变黑，无弹性，水中下沉，味苦涩；加金属粉末的子座显黑褐色，对光检查可见亮点，手撮有黑渣脱落，水中下沉	尚有掺伪的金属粉末的气味

六、功效与使用

补肾益肺，止血化痰。用于肾虚精亏、阳痿遗精、腰膝酸痛、久咳虚喘、劳嗽咯血。现代研究表明可用于治疗性功能低下、冠心病和心律失常、高脂血症、慢性支气管炎、慢性阻塞性肺气肿性支气管炎、乙型肝炎或肝硬化、慢性肾脏病、流行性出血、热性急性肾损害、恶性肿瘤、血小板减少症和血液病、过敏性鼻炎及耳鸣等症。

参考文献

[1] 李琰.冬虫夏草的真伪鉴别[J].内蒙古中医药.2013:46-48.

[2] 徐小东.冬虫夏草的正品和混淆品的鉴别方法分析[J].中医中药.2015,23（5）：309-310.

[3] 杨颖.冬虫夏草及伪品的经验鉴别[J].医药信息.2013,26（7）:441.

[4] 朱兴贵，李杨华.冬虫夏草经验鉴别及常见造假手法[J].内蒙古中医药.2014:74-75.

[5] 国家药典委员会.中国药典[S].一部.北京：中国医药科技出版社，2015：115.

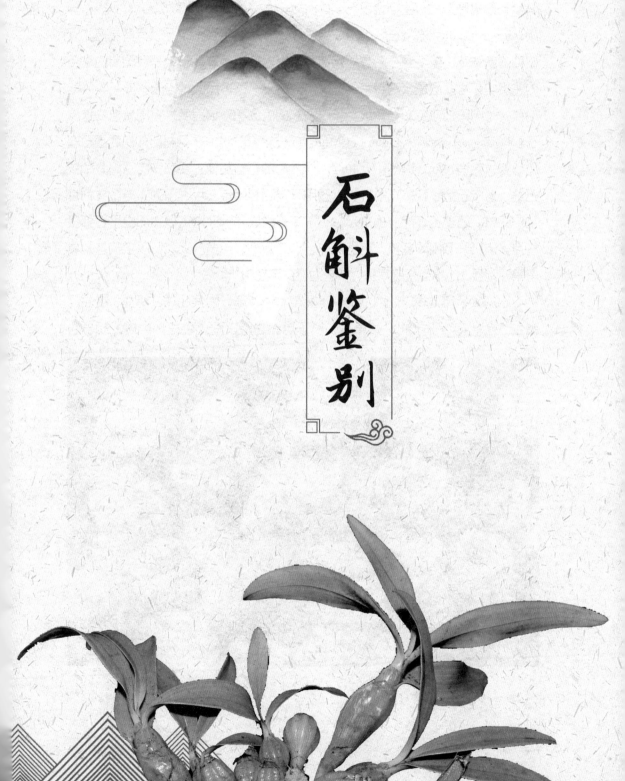

石斛鉴别

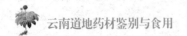

一、概述

石斛来源为兰科植物金钗石斛*Dendrobium nobile* Lindl.、鼓槌石斛*Dendrobium chrysotoxum* Lindl.或流苏石斛*Dendrobium fimbriatum* Hook.的栽培品及其同属植物近似种的新鲜或干燥茎。石斛属植物被列入世界珍稀濒危名录，是我国传统常用的名贵中药材，也是云南特有的名贵中药材之一，是历版《中国药典》收载的品种，《中国药典（2015年版）》以石斛的价值和珍稀程度，将同属植物铁皮石斛*Dendrobium officinale* kimura et Migo 的干燥茎单列为1个药材品种。我国石斛属植物大约有76种，供药用近40种。可入药的石斛品种主要有铁皮石斛、金钗石斛、紫皮石斛、鼓槌石斛等，其药用开发和利用走在世界前列，是重要的常用中药材。随着花卉产业的兴起，石斛花卉也成了一种观赏植物。由于石斛茎直且多肉质、节刚毅挺拔，花色多样，形态万千，用途广泛，所以它被誉为具有秉性刚强、忠厚可亲的气质，被誉为"父亲之花"。

石斛又名万丈须、仙斛兰韵、不死草、还魂草、紫蓊仙株、吊兰、林兰、禁生、金钗花、千年润、黄草等，长于悬崖峭壁之间，生在林中树上和岩石

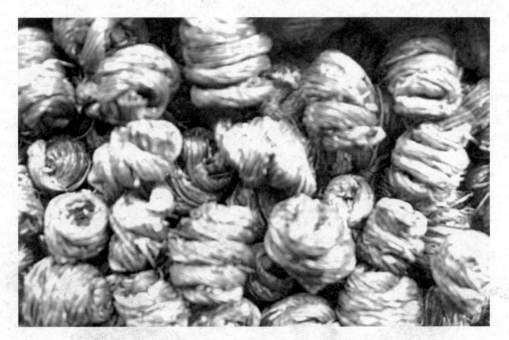

铁皮枫斗

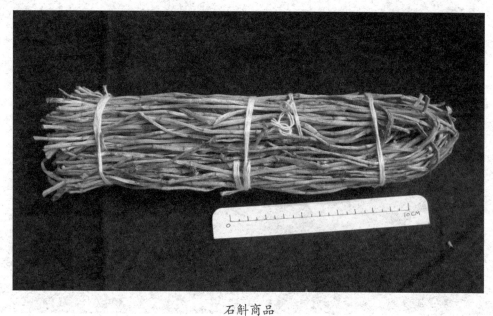

石斛商品

上，终年受云雾雨露之滋润，集日月阴阳之精华，成为驰名国内外的珍稀名贵中药材。始载于《神农本草经》，书中记载"石斛，味甘平，主伤中，除痹、下气、补五脏虚劳，羸弱强阴，久服厚肠胃，轻身延年。"千年以来它一直和灵芝、人参、冬虫夏草等一样被列为上品中药。道家医学经典《道藏》将铁皮石斛、天山雪莲、三两重人参、百二十年首乌、花甲茯苓、沙漠苁蓉、深山灵芝、海底珍珠、冬虫夏草等奉为"中华九大仙草"，其中铁皮石斛名列"中华九大仙草"之首。

云南是国内野生石斛品种分布最多、资源最丰富，也是发展石斛类商品气候和资源、种植条件最佳的地区。石斛属植物附生于热带、亚热带的雨林阔叶乔木或杂灌木上。由于20世纪中期森林破坏很大，70~80年代资源下降很快，直至90年代才引起人们的广泛关注，石斛全属植物

球花石斛

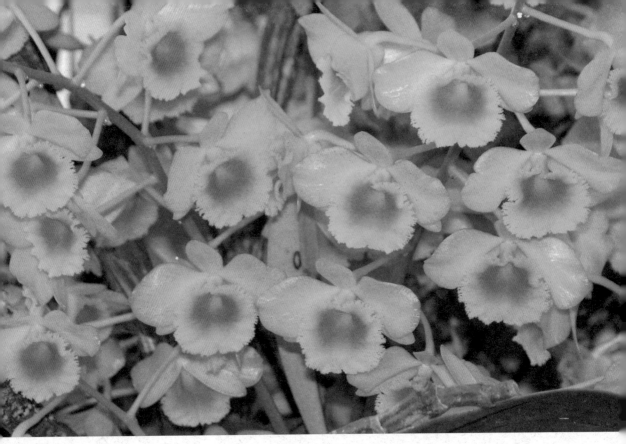

鼓槌石斛

被列为三类濒危物种。用石斛中质量较好的品种进行移植栽培，对野生资源接近灭绝的珍贵品种（铁皮石斛）进行组织培养，云南大学、云南农业大学等科研单位取得了重大进展，并在德宏、保山、红河等地的企业中推广普及，一些有识之士也加入铁皮石斛的种植生产中，加上政府有关部门的支持帮助，目前铁皮石斛种植面积已达到上万亩。从云南东南方向的文山、红河、西双版纳、普洱到西南方向的临沧、德宏、保山等地都有石斛产品的规范化、规模化种植栽培基地，基本能够满足人们康复保健的需求。

二、采收、加工与分类

（一）采收、加工

应在栽培后的第二年冬季，枝条上的叶片开始衰老变黄，部分茎株开始落叶时进行采收。一般于开花前或休眠期，即冬末、春初（每年11月至次年3月）进行采收。采用"存二去三"的采收方法，即采收三年以上的茎株，留下二年生的茎株，让其继续生长，加强水肥管理，待来年再采，采时还必须留根部2个以上的节。

因品种和商品药材要求不同，有不同加工方法，以下介绍两种石斛（黄草）加工方法：

（1）将采回的茎株洗尽泥沙，去掉叶片及须根，分出单茎株，放入85℃热水中烫1~2分钟，捞起，摊在竹席或水泥场上暴晒，晒至5成干时，用手搓去鞘膜质，再摊晒，并注意常翻动，至足干即可。

（2）将洗净的石斛放入沸水中浸烫5分钟，捞出晾干，置竹席上暴晒，每天翻动2~3次，晒至身软时，边晒边搓，反复多次至去净残存叶鞘，然后晒至足干即可。

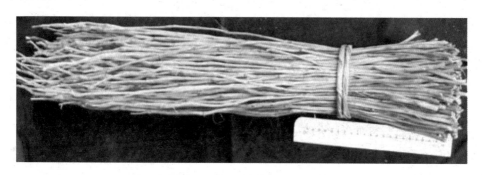

细黄草

（二）分类

石斛的商品质量规格最好者为铁皮石斛，其他石斛又称黄草，黄草又分细黄草和粗黄草。环草石斛、环钗石斛及同属植物直径在0.4cm以内，长度在40cm左右的多种石斛都可为细黄草；金钗石斛、马鞭石斛、黄草石斛及同属植物直径较前者粗大，长度较长的多种石斛统称为粗黄草。一般认为在石斛商品的质量、价格等方面前者也要优于后者，但铁皮石斛的价格是其他石斛的几十倍，应加以区别。

1. 枫斗类药材商品

环草石斛是铁皮石斛、紫皮石斛和美花石斛、霍山石斛的商品药材统称，

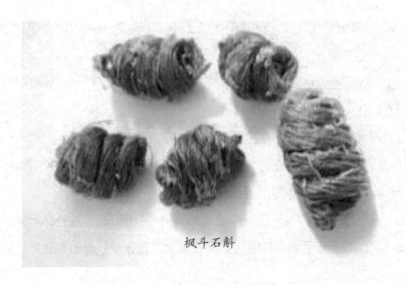

枫斗石斛

多年来市场上以人工种植的铁皮石斛、紫皮石斛加工成枫斗者居多，后两者的商品少见。现《中国药典（2015年版）》将铁皮石斛收载单列为1个品种，药材商品以"铁皮枫斗""耳环石斛"或"铁皮石斛"相习称。目前市场上枫斗商品基本上是铁皮石斛、紫皮石斛的栽培加工品以及霍山石斛、美花石斛等加工成枫斗形状在销售，商品形状、价格等差异非常大。呈圆柱形或扁圆柱形，常弯曲或盘绕呈团，长15~35cm，直径0.1~0.3cm，节间长1~2cm，表面金黄色，有光泽，具细纵纹，质柔韧而实，断面较平坦，无臭，味淡。

铁皮石斛规格：铁皮石斛是制作"西枫斗"的原料，按其"西枫斗"的质地、性状，传统上将其分为如下规格：

一等：龙头、凤尾齐全，具1~2个旋钮，茎饱满，质柔韧，富粉性，嚼之黏性明显，味甘而微苦，后味回甜者。

二等：有龙头、凤尾，具2~3个旋钮，茎较细，质坚实，有粉性，嚼之有黏性。

三等：龙头、凤尾齐全，质稍脆，具多于3个旋钮，茎梢细瘦，质稍脆，粉性差，嚼之略有黏性。

圆枫斗规格：形如钟表发条状圆圈，无"龙头凤尾"。

结子斗规格：形如钮结状，无"龙头凤尾"。

铁皮石斛纯粉：用铁皮石斛干品经超细微粉碎为超细微粉的制剂。

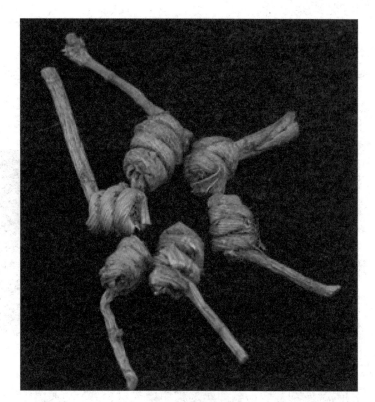

龙头凤尾枫斗

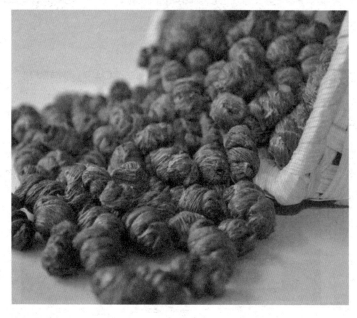

铁皮枫斗

2. 细黄草类药材商品

本类石斛是石斛中质量较好的商品，价格一直都比较高，品种来源主要来自齿瓣石斛、重唇石斛为代表的细茎石斛类，当然可能还有像姜花石斛等长得细小，加工的商品也包含其中，一般以直径在0.5cm以下均可包括其中。

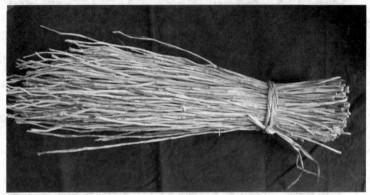

细黄草

3. 粗黄草类药材

药用的同属植物多种石斛都作为粗黄草类药材商品在使用，一般直径在0.4cm以上都作为粗黄草使用。主要有流苏石斛、马鞭石斛、金钗石斛、束花石斛、疏花石斛。

（1）流苏石斛（又名马鞭石斛）

多年生附生草本。茎直立，表面具槽。近圆柱形，有时基部上方呈纺锤形，向上逐渐变细，长50~100cm，直径0.2~2cm。

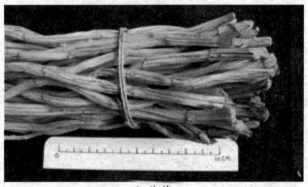

粗黄草

（2）马鞭石斛

茎长圆柱形，长20~150cm，直径0.4~1.2cm，节明显，节间长2~6cm。表面黄色或暗黄色，有深纵沟。质疏松，断面平坦或呈纤维性，灰白色。气微，味淡而微苦，嚼之有黏性。

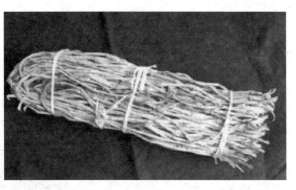

马鞭石斛

（3）疏花石斛

茎长圆柱形，长50~100cm，直径0.6~1.3cm，节间长3.5~5cm。不分枝，干后淡黄色至黄褐色，具多数纵向槽。质疏松，易折断，断面不平坦呈纤维性，灰白色。气微，味淡而微苦，嚼之有黏性。

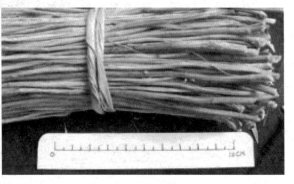

疏花石斛

（4）金钗石斛

茎圆柱形，长30~40cm，直径0.3~0.8cm，中下部为扁圆柱形，向上稍呈"之"字形弯曲，节间长1.5~6cm，表面金黄色或绿黄色，有光泽，具深纵沟及纵纹，节稍膨大，棕色，常残留灰褐色叶鞘，质较结实，可折断，断面类白色，略具纤维性。

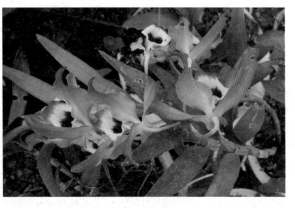

金钗石斛

三、性状鉴别

（一）《中国药典》对石斛性状描述

（1）鲜石斛类（多种细茎石斛组成）呈圆柱形或扁圆柱形，长约30cm，直径0.4~1.2cm。表面黄绿色，光滑或有纵纹，节明显，色较深，节上有膜质叶鞘。肉质多汁，易折断。气微，味微苦而回甜，嚼之有黏性。

（2）金钗石斛呈扁圆柱形，长20~40cm，直径0.4~0.6cm，节

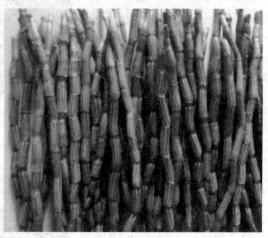

铁皮石斛

间长2.5~3cm。表面金黄色或黄中带绿色，有深纵沟。质硬而脆，断面较平坦而疏松。气微，味苦。

（3）鼓槌石斛呈粗纺锤形，中部直径1~3cm，具3~7节。表面光滑，金黄色，有明显凸起的棱。质轻而松脆，断面海绵状。气微，味淡，嚼之有黏性。

（4）流苏石斛呈长圆柱形，长20~150cm，直径0.4~1.2cm，节明显，节间长2~6cm。表面黄色至暗黄色，有深纵槽。质疏松，断面平坦或呈纤维性。味淡或微苦，嚼之有黏性。

（二）性状经验描述

1. 金钗石斛（*Denolrobium nobile* Lindl.）

①别名：金钗石、扁金钗、扁黄草、扁草、金耳环、吊兰花。

②植物形态特征：茎直立，肉质状肥厚，稍扁的圆柱形，长10~60cm，粗达1.3cm，上部多少回折状弯曲，基部明显收狭，不分枝，具多节，节有时稍肿大；节间多少呈倒圆锥形，长2~4cm，干后金黄色。叶革质，长圆形，长6~11cm，宽1~3cm，先端钝并且不等侧2裂，基部具抱茎的鞘。总状花序从

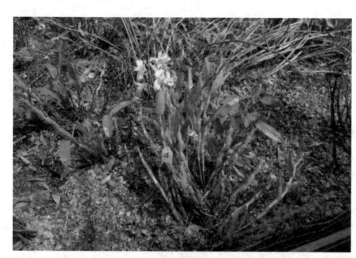

金钗石斛

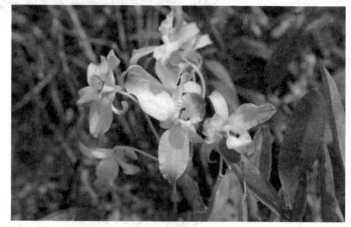

金钗石斛花

具叶或落了叶的老茎中部以上部分发出，长2~4cm，具1~4朵花。花大，白色带淡紫色先端，有时全体淡紫红色或除唇盘上具1个紫红色斑块外，其余均为白色。

③药材性状特征：茎呈圆柱形，中下部为扁圆柱形，向上稍呈"之"字形弯曲，长20~40cm，直径0.4~0.6cm，节间长2.5~3cm。表面金黄色或黄中带绿色，有光泽，具深纵沟及纵纹，节稍膨大，质硬而脆，断面较平坦而疏松。气微，味苦。

④产地：云南东南部至西北部（富民、石屏、沧源、勐腊、勐海、普洱、怒江河谷、贡山一带）。生于海拔480~1700m的山地林中树干上或山谷岩石上。

2. 鼓槌石斛 (*Denolrobium chrysotaxum Lindl.*)

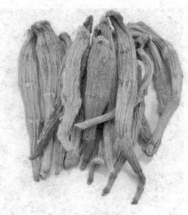

①别名：万丈须、金弓石斛、粗黄草。

②植物形态特征：茎直立，肉质，纺锤形，具2~5节间，具多数圆钝的条棱，近顶端具2~5枚叶。叶革质，长圆形。总状花序近茎顶端发出，斜出或稍下垂，长达20cm；花质地厚，金黄色，稍带香气；花瓣倒卵形，等长于中萼片，宽约为萼片的2倍，先端近圆形，具约10条脉；唇瓣的颜色比萼片和花瓣深，近肾状圆形。花期3~5月。

鼓槌石斛商品

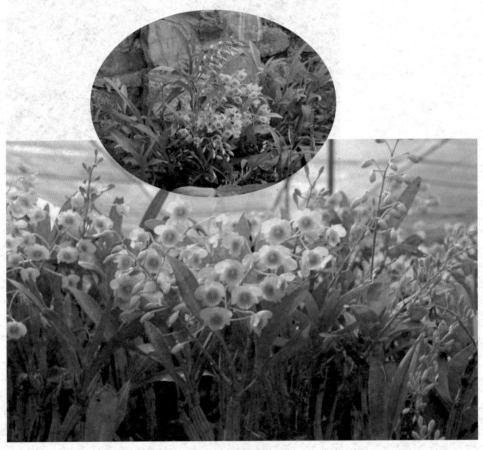

鼓槌石斛

③药材性状特征：茎呈粗纺锤形，中部直径1~3cm，具3~7节。具多数圆钝的条棱，表面光滑，金黄色，断面疏松，略为纤维性。气微，味淡，嚼之有黏性。

④产地：云南南部至西部（石屏、景谷、思茅、勐腊、景洪、耿马、镇康、沧源）。

3. 流苏石斛（*Dendrobium fimbriatum* Hook.）

①别名：马鞭石斛、粗黄草。

②植物形态特征：茎直立，圆柱形或有时基部上方稍呈纺锤形，长50~100cm，直径0.2~2cm，表面具槽。叶二列，革质，长圆形或长圆状披针形。总状花序疏生6~12朵花，花金黄色，质地薄，开展，稍具香气；基部两侧具紫红色条纹并且收狭为长约3mm的爪，边缘具复流苏。花期4~6月。

③药材性状特征：茎呈长圆锥形或长圆柱形，长20~150cm，直径0.4~1.2cm，节间长2~6cm。表面黄色至暗黄色，具纵沟，质地疏松，易折断。断面呈纤维性，味微苦。

④产地：广西南部至西北部、贵州南部至西南部、云南东南部至西南部（西畴、蒙自、石屏、富民、思茅、勐海、沧源、镇康）海拔600~1700m，生于阔叶林中树干上或山谷阴湿岩石上。

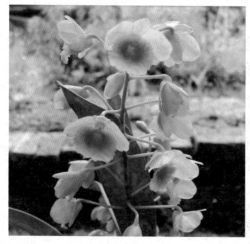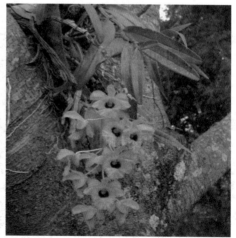

流苏石斛

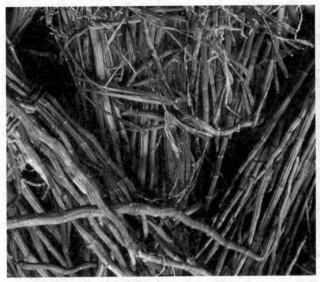 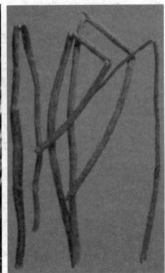

流苏石斛商品

4. 束花石斛 （*Dendrobium chrysanthum* Lindl.）

①别名：黄草石斛、大黄草、金兰。

② 植物形态特征：多年生附生草本。茎圆柱形，高50~200cm，直径0.5~1.5cm，上部略弯曲，节间长3~4cm，叶纸质，披针形顶端渐尖；叶鞘纸质，干后常具鳞秕状斑点；鞘口张开呈杯状。花期无叶；伞状花序近无总梗，具2~4（~6）朵花；花苞片小，膜质；花黄色，略肉质；中萼片长圆形，花瓣倒卵状长圆形，明显比萼片宽，近先端边缘常具齿两面密被绒毛，边缘具短流苏。

③药材性状特征：茎呈长圆柱形，多顺直，基部较细，中、上不规则弯曲，长30~100cm，直径2~5mm，节间长0.2~0.4cm。表面金黄色或黄绿色，有光泽，具深纵沟纹。节明显，较疏，节间长2~3.5cm。体轻质实，易折断，断面类圆形，边缘有数个角棱，略纤维性，中间散布有类白色小点。气微，无臭，味微苦，嚼之略带黏性。

④产地：广西、贵州、云南、西藏等地。附生于湿热雨林乔木树干表面、树杈上或潮湿山谷岩石上。

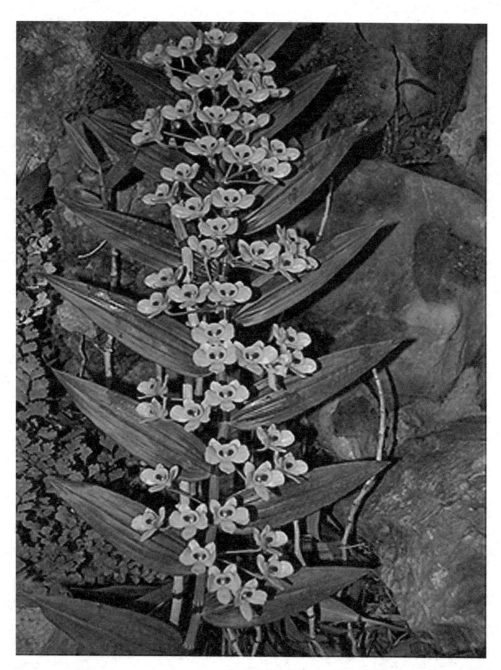

束花石斛

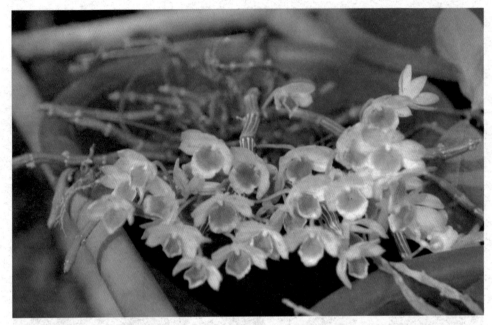

玫瑰石斛

5. 玫瑰石斛 (*Dendrobium crepidatum* Lindl.ex Paxt.)

①别名：靴底石斛。

②植物形态特征：茎悬垂，肉质状肥厚，青绿色，圆柱形，通常30~40cm，粗约1cm，基部稍收狭，不分枝，具多节，节间长3~4cm，被绿色和白色条纹的鞘，干后紫铜色。叶近革质，狭披针形，长5~10cm，宽1~1.25cm，先端渐尖，基部具抱茎的膜质鞘。总状花序很短，从落了叶的老茎上部发出，具1~4朵花；萼片和花瓣白色，中上部淡紫色，干后蜡质状；具5条脉。产于云南南部至西南部（勐海、勐腊、镇康、沧源），生于1000~1800m的山地疏林中树干上或山谷岩石上。

③产地：云南南部至西南部（勐海、勐腊、镇康、沧源）、贵州西南部。生于海拔1000~1800m的山地疏林中树干上或山谷岩石上。

6. 铁皮石斛

①来源：兰科植物铁皮石斛*Dendrobium officinale* Kimura et Migo的干燥茎。11月至翌年3月采收，除去杂质，剪去部分须根，边加热边扭成螺旋形或弹簧状。烘干或截切成段，干燥或低温烘焙，前者习称铁皮枫斗（耳环石斛），后者习

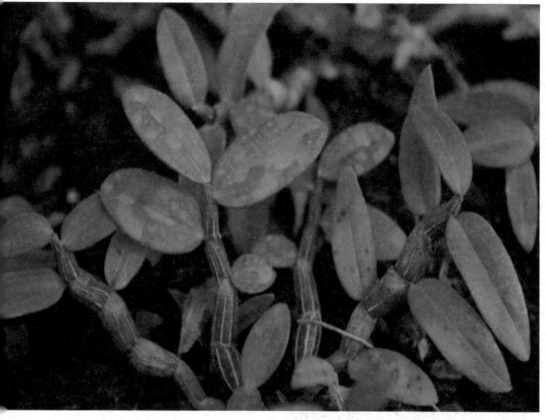

铁皮石斛

称铁皮石斛。

②别名：黑节草、云南铁皮、铁皮枫斗。

③植物形态特征：茎直立或匍匐，圆柱形，长15~50cm，直径2~4mm，不分枝，具多节，节间长1.3~1.7cm，叶二列，纸质，长圆状披针形，先端钝并钩转，基部下延为抱茎的鞘，边缘和中肋常淡紫色；叶鞘常具紫斑，老时其上缘与茎松离而张开，并且与节留下1个环状铁青的间隙。总状花序常从落叶的老茎上部发出，具2~3朵花，萼片与花瓣黄绿色或淡黄绿色，具5条脉。

④药材性状特征：铁皮枫斗呈螺旋形或弹簧状，通常2~4个旋纹，茎拉直后长3.5~8cm，有节和节间之分，直径0.2~0.4cm。表面灰绿色、黄绿色或略带金黄色，质柔韧而实，断面较平坦，气微，味淡，嚼之有黏性。铁皮石斛为圆柱形的段，长短不等。

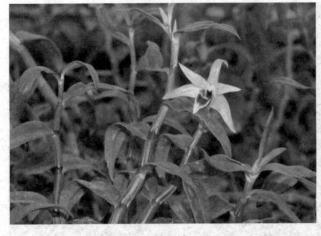

铁皮石斛

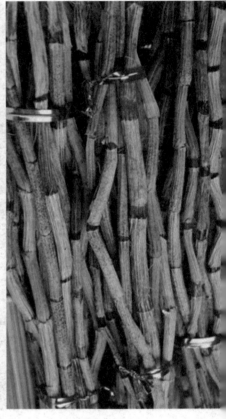

铁皮石斛

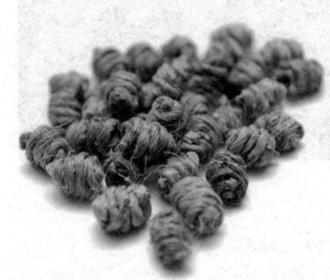

铁皮枫斗

⑤产地：云南东南至西南部（石屏、文山、麻栗坡、西畴）、安徽西南部、浙江东部、福建西部、广西西北部、四川。生于海拔达1600m左右的山地半阴湿的岩石上或遮阴大棚中。

四、常见习用品与伪品

【石仙桃】

别名：小扣子兰、千年矮、麦斛、石橄榄。

兰科植物石仙桃 *Pholidota chinensis* Lindl. 的假鳞茎或全草。

呈短圆柱形，茎口一端较粗，黄绿色或（金）黄色，表面较光滑，少有沟纹，质较松泡。

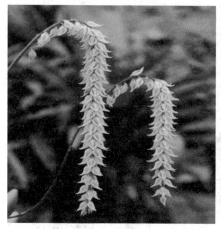

石仙桃花序

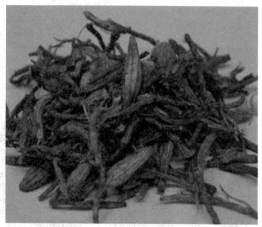

石仙桃商品

【落叶石豆兰】

别名：果上叶、石串莲。

为兰科植物落叶石豆兰 *Bulbophyllum hirtum*（J. E. Smith）Lindl. 的干燥假鳞茎。假鳞茎类长圆形微扭曲，表面棕黄色至金黄色，有蜡样光泽，具细纵皱纹，基部不收缩呈柄状，质地坚脆，折断

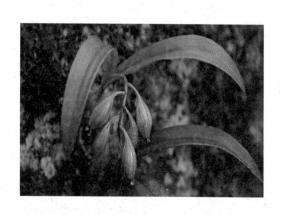

面平坦或略显纤维性，黄白色至黄棕色，边缘呈不规则凹凸，气微，味淡。

【云南石仙桃】

别名：乱角莲、石草果、石枣子、石海椒。

为兰科植物云南石仙桃*Pholidota yunnanensis* Rolfe.的干燥茎假鳞茎。

假鳞茎呈圆柱形，分枝或不分枝，常弯曲。直径0.2~0.3cm。表面棕黄色，棕褐色，节上残存鳞叶，顶端有棕色鳞叶包住根茎尖，假鳞茎圆锥形，直径约0.4cm，黄色或黄绿色，皱缩。质重，质硬，不易折断，断面较平整，呈黄色。味淡、微苦。

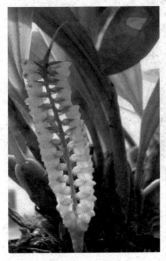
云南石仙桃

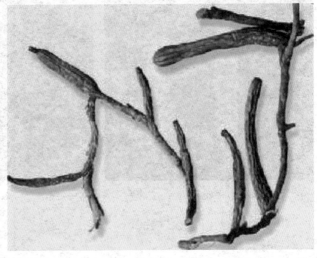
云南石仙桃商品

【金石斛】

别名：戟叶金石斛、有爪石斛。

为兰科植物金石斛*Flickingeria comata* (Bl.) Hawkes.的干燥茎及假鳞茎。

茎呈圆柱形。表面金黄色，光滑或具细纵纹节棕红色，多分枝，每分枝顶端有一假鳞茎，膨大呈压扁状纺锤形，有深纵沟。质轻，易折断，茎断面灰黄色，纤维状。断面灰白色，疏松。味微苦。

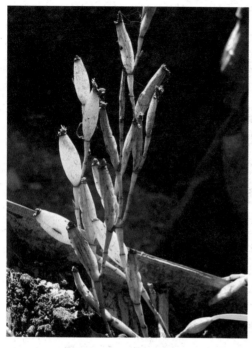
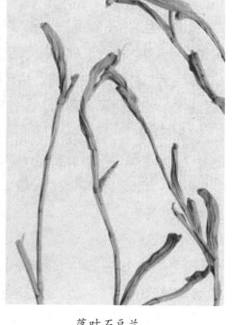

金石斛　　　　　　　　　　　落叶石豆兰

五、如何选购优质石斛

最好的石斛是铁皮石斛、紫皮石斛，其次的是金钗石斛和水草石斛。一般来说铁皮石斛较贵，紫皮石斛的营养成分一般能达到铁皮石斛的80%，如不能购买铁皮石斛，选购紫皮石斛来替代是最好的选择，较为经济实惠。一般铁皮枫斗的渣极少或无渣，紫皮枫斗有少许渣。两种石斛的胶质都较为丰富，明显能感觉到胶质从石斛枫斗的茎中出来。铁皮石斛和紫皮石斛都无苦味，若您买到有苦味的石斛，一般来说都不是铁皮或紫皮石斛。

金钗石斛和水草石斛是较次的两种石斛，两者具有一定的苦味，许多不良商家会利用顾客不了解石斛的原因，将金钗石斛和水草石斛来冒充铁皮和紫皮石斛来卖。同时，还会说苦的石斛是野生的，药性足，欺骗消费者。购买石斛并不是个头越大越好，相反铁皮和紫皮枫斗个头较小（一般直径不超过0.5cm），水草枫斗个头较大（有可能会超过1cm），商家一般会称其为大铁皮

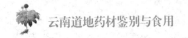
石斛，实则为水草石斛。

1.铁皮石斛

以黄绿色居多，绿色为上品；表面纹路浅且带有白丝，色泽饱满有光泽；具有独特的草香味；个头沉实，质感重，脆而不韧，易折断，一咬就碎，胶质丰富，越嚼越黏牙，无苦涩味，久嚼回甘，基本无渣；鲜铁皮石斛，体积是干货的3~5倍，胶质浓厚，嚼之黏牙，并带有一股独特的清香味。

2.紫皮石斛

以黄色居多，黄绿色为上品；表面大多有白色薄膜，纹稍深；有烟火味；掂在手中，紫皮手感较铁皮轻；要久嚼胶质才会出来，有黏牙效果，不苦，嚼到最后有少许渣。

3.水草石斛

颜色枯黄，纹路很深；有很强的烟火味；用手掂很轻，质坚韧不易折断，拉起来会有弹簧感；没什么胶质，嚼之黏滑感很少，纤维多，有苦涩味。

对于加工成型的石斛而言，会有一层细毛，这是因为其茎秆表皮纤维经过烘干后而形成的。其次，它的形状做工方面应该精细、大小也应当均匀、颗粒比较饱满。真品枫斗因其含较高的糖分，色泽会偏深些，呈现黄绿色。若是经过打蜡处理的，则有反光现象。用其他物质染色石斛用手就可以摸出来，在手指上就会留下灰迹。

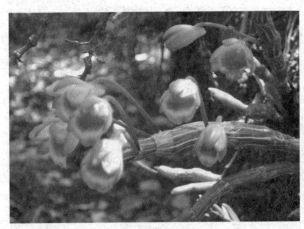

玫瑰石斛

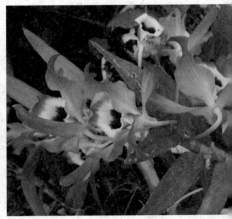

金钗石斛

铁皮石斛经验鉴别：

（1）看：加工成型的铁皮石斛（枫斗）会有一层细毛，这是其茎秆表皮纤维经过烘干后而形成的。其次，它的形状、做工方面应该精细，大小也应当均匀、颗粒比较饱满。真品枫斗因其含有较高的糖分，色泽会偏深些，呈黄绿色，若是经过打蜡处理的，则有反光现象。而用报纸灰搓的石斛用手就可以摸出来，在手指上会留下灰迹。

（2）闻：拿一粒放在鼻子周围闻一下它的味道，正品枫斗会发出淡淡的草香味，而不是其他的异味。这是由于在加工石斛时，是用炭火慢慢烘烤而成的，并经过揉搓之后，卷成弹簧状而成为最终的形态。因此，如果闻到的是一股怪怪气味很可能不是铁皮枫斗（铁皮石斛）。

（3）拉：用手将枫斗从中间的位置往两边拉，一般含糖比较高的话，只要轻轻一拉，就会从中间断裂。若您可以将它拉得很长，也没有断的迹象，则可以判定为是假的铁皮石斛，这是识别其真伪比较重要的一个方法。

（4）尝：将一粒正品枫斗放在嘴巴里嚼一下，一开始会感觉比较干、硬，需要您用点力气嚼才行。慢慢地会感觉到它在发生变化，会越来越黏，也不再像刚放进口中那样硬了，比较舒服。到最后，几乎整颗枫斗都被融化在了自己的口腔里。这才是铁皮枫斗比较神奇的一点，"看似一棵草，嚼似一粒糖"。

六、功效与使用

石斛性味甘，微寒。归胃、肾经。具有益胃生津，滋阴清热的功效，用于阴伤津亏、口干烦渴、食少干呕、病后虚热、目暗不明。鲜石斛清热生津之功较佳，多用于热病肺胃火炽，津液已耗，舌绛干燥或舌苔变黑，口渴思饮者。切成小段便于其有效成分煎出，便于调剂或制剂。石斛含大量生物碱和黏液质、果糖等。石斛煎剂入胃能促进唾液、胃液分泌，以加强肠蠕动，增强退热之功，对葡萄球菌有抑制作用。

参考文献

[1] 国家药典委员会.中国药典[S]. 一部.北京：中国医药科技出版社，2015：92-93.

[2] 《中华本草》编委会 《中华本草（第八册）》[M]. 上海科学技术出版社.

[3] 宋亮，赵仁，等.《云南名特药材鉴别与服用丛书——石斛》[M]. 2012年，云南科技出版社.

[4] 胡同瑜，等.《实用中药品种鉴别》[M]. 2012年，人民军医出版社.

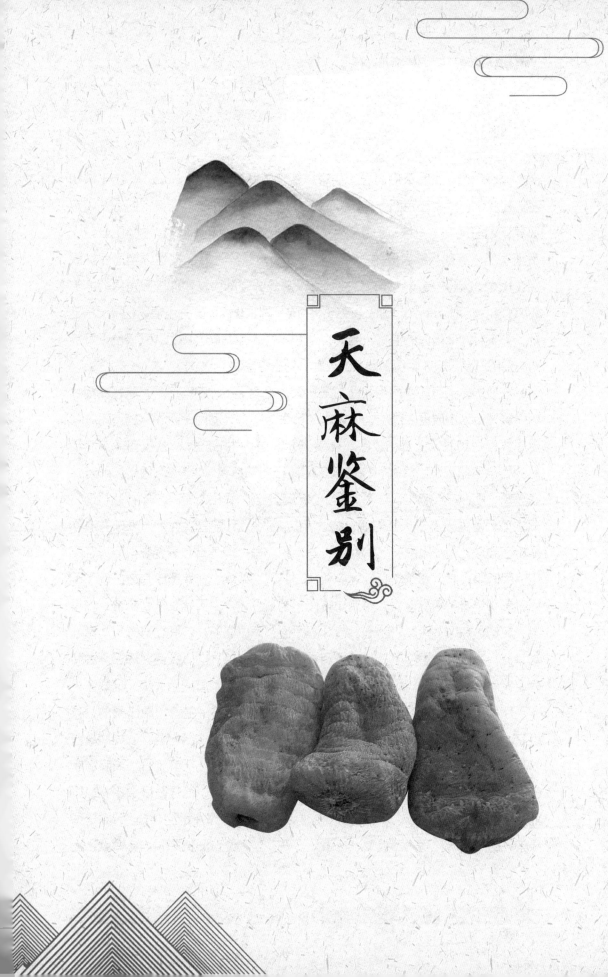

天麻鉴别

一、概述

天麻来源于兰科天麻属多年生草本植物天麻*Gastrodia elata* Bl. 的干燥块茎。在我国作药用已有两千多年的历史，是一味名贵中药。天麻又名赤箭、定风草。过去天麻一直依赖野生资源，分布于全国大部分地区，主产于云南、贵州、四川等地。随着野生天麻资源的逐渐短缺，天麻已被世界自然保护联盟（IUCN）评为易危物种，并被列入《濒危野生动植物物种国际贸易公约》（CITES）的附录Ⅱ中，同时也被列入中国《国家重点保护野生植物名录（第二批）》中，为Ⅱ级保护植物。自20世纪70年代人工栽培成功后，栽培品天麻成为主要的商品来源，目前市场上的天麻多为栽培品。

在我国，天麻药食两用习俗由来已久，始载于《神农本草》，原名赤箭。唐代著名诗人白居易《斋居》诗中有"黄芪数匙粥，赤箭一瓯汤"的诗句，可见唐代已把黄芪、天麻当食品熬粥煲汤了。唐代大书法家柳公权有《求赤箭贴》，也是把天麻当食品，作扶老之用。正如沈括《梦溪笔谈·药义》所云："赤箭，即今之天麻也。草药上品，除五芝之外，赤箭为第一。此神仙补理、养生上药。世人惑于天麻之说，遂止用之治风，良可惜哉。"天麻作为滋补品，在服用上有"见腥补"的说法，鸡、鸭、鱼、肉等荤腥食物都可与天麻配用。民间用天麻煮鸡或肉吃，对偏头疼、头风、头痛、头晕虚眩有效。到了明代，贾所学著《药品化义》对其功效作了明晰论述："天麻，气性和缓，若中风、风痫、惊风、头风、眩晕，皆肝胆风证，悉以此治。若肝劲甚急，同黄连清其气。又取其体重降下，味薄通利，能利腰膝，条达血脉，诸风热滞于关节者，此能疏畅。凡血虚病中之神药也。"李时珍的《本草纲目》中又记载了几种天麻食用方法："彼人多生啖，或蒸煮食之。……或将生者蜜煎作果食，甚珍之。"这些吃法都流传下来，现在有将鲜天麻洗净切片蘸白糖吃或鲜片蘸佐料吃的，也有蒸煮食及蜜煎蜜渍服用的，尤其是"蜜煎"天麻，开了天麻糖制的先河。天麻为传统名贵中药材，入药功能广泛，尤其以治疗眩晕头痛、惊痫抽搐、四肢麻痹、风湿、半身不遂、血脉不通、痰瘫气阻等症见长。天麻是蜚声中外的定风草，有"三抗""三镇""一补"之说，即抗癫痫、抗惊厥、抗风湿，镇静、镇痉、镇痛，补虚。《中国药典》总结古今临床用药经验，将天麻的主要性味归经、功能主治归纳为：甘，平。归肝经，平肝息风止痉。用于头痛眩晕、肢体麻木、小儿惊风、癫痫抽搐、破伤风。20世纪70年代以来，天麻的化学成分、药理作用和生物临床等方面的研究也都取得了丰硕成果，为天麻的进一步开发利用与发展奠定了坚实的基础。化学成分研究方面，确定了天麻的主要化学成分是天麻苷，也称天麻素，其他成分有香荚兰醇、甾醇、有机酸、天麻多糖、胡萝卜苷、多种微量元素以及抗真菌蛋白等。在药理研究上，阐明天麻多糖具有增强机体非特异性免疫功能和体液免疫的作用，还证明了天麻的镇静、抗惊厥和镇痛作用，以及降血压、抗炎、延缓衰老等功能。

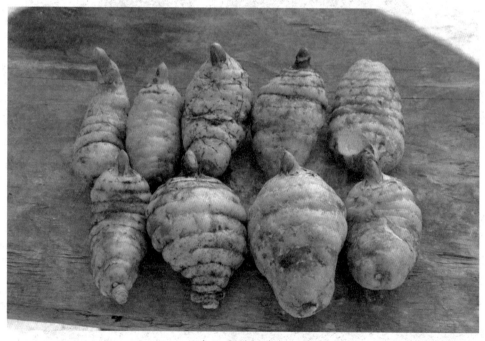

冬天麻（鲜货）

据不完全统计，以天麻为原料的制剂约178种，人参再造丸、天麻丸、牛黄镇惊丸、小儿至宝丸、十香返生丸、抱龙丸、化风丹、大活络丹、天麻片、小儿金丹片、牛黄千金散、玉真散、天麻胶囊、养血生发胶囊等均以天麻为主要原料。除药用外，天麻药膳历来倍受消费者青睐，在保健方面的需求量也不断

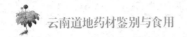

扩大，一些佐以天麻配料的名烟、名酒、饮料相继面市，如"天麻米酒""天麻祛风酒""天麻茶"等。如今，天麻已成为馈赠亲友的时尚珍品。

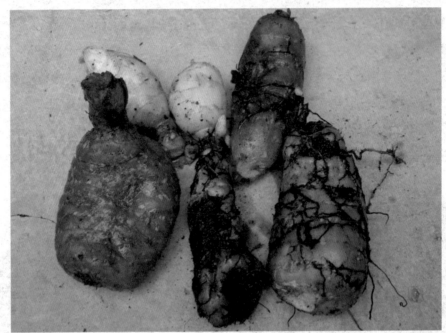

春天麻（鲜货）

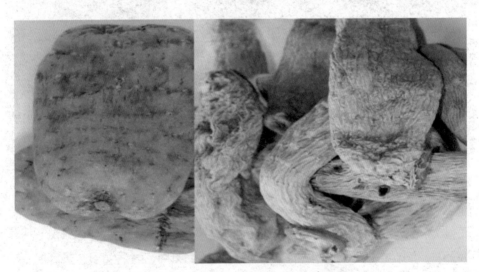

冬天麻   春天麻

二、采收、加工与分类

不论野生天麻还是人工培育的天麻，刚采挖的鲜天麻都要除去外皮，洗净，蒸透心，置于通风处晾透、晒干或低温烘干。目的是灭活天麻内的酶，便于天麻有效成分的转化，才能作为商品长期保存，而且能保持较好的外观形状和药性。配伍应用或投料时再按照需要进行第二次加工炮制，为方便服用，天麻多加工成粉，如《云南省中药饮片标准（2005年版）》就收载了三种天麻粉剂，即中粉、细粉和超细粉。其常用的炮制方法有以下几种：

（1）生用：取天麻药材大小分档，浸泡至3~4成透时，取出，润软，切薄片，干燥。切出的天麻薄片呈角质样，半透明，有光泽，表面黄白色至淡棕色。或敲碎成粉直接入药，或入药膳食物中。

（2）炒天麻片：选取麦麸撒入热锅内，见冒烟时，投入天麻片，用文火炒至黄色，略见焦斑时，取出，摊凉。主要用于小儿慢惊风，吐泻不止，脾困昏沉，默默不食等症。

（3）姜炙天麻：每千克天麻用生姜50g，将生姜打碎取汁，兑沸水适量，与天麻拌匀吸润约12h，并不断翻动，至姜汁吸尽透心，取出切或铡成2mm厚的平片，干燥即可。目的是增强天麻平肝熄风、祛风定惊功效。

（4）酒蒸天麻：每千克天麻用白酒50g或黄酒100g吸润透，蒸软，切成薄片或平片，低温干燥即可。酒制有增强活血通络、祛风止痛之功效。

20世纪90年代以来，市场出现了保鲜处理后的天麻商品，俗称"鲜天麻"或"保鲜天麻"。

鲜天麻商品规格分级如下：

一级：黄白色，重量大于200g/个，形状粗壮，不弯曲，椭圆形或长椭圆形，无病虫，无破皮伤痕，箭芽完整。

二级：黄白色，重量150~200g/个，长椭圆形，部分麻体形态弯曲，无病虫，无破皮伤痕，箭芽完整。

三级：色黄白，允许有少量褐色，重量100~150g/个，形态较细长弯曲，允许有少量破皮伤痕，允许箭芽不完整。

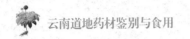

而加工后的干天麻按商品质量规格进行分级，一般可分4个等级：

一等：货干，扁平长椭圆形，表面无粗皮，呈黄白色，半透明，断面角质状无虫蛀、无霉变、无空心，每千克32个以内。

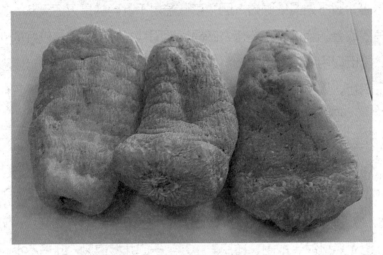

天麻商品（一等）

二等：货干，扁平长椭圆形，表面无粗皮，呈黄白色，半透明，断面角质状，无虫蛀、无霉变、无空心，每千克33~80个。

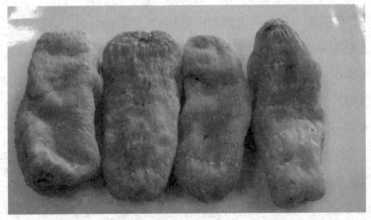

天麻商品（二等）

三等：货干，长椭圆形，略扁，有的弯曲，表面黄白或淡黄棕色，断面角质状，无虫蛀、无霉变，每千克在80个以上，同时也包括色次、空心、碎块在内，但不能有杂质、灰末等。

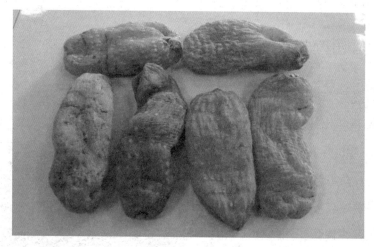

天麻商品（三等）

四等：货干，扁长椭圆形，表面黄或褐色，无霉变、虫蛀，每千克在100个以上，有空心、碎块，色泽较差。

另外，当前市场上天麻商品仍有冬麻和春麻之分，野生和家种之别。冬天麻体饱满，质坚实，无空心，有鹦哥嘴状芽，无茎痕；春天麻则相反。野生天麻比家种天麻价昂贵1~2倍，有家种冒充野生现象多见。一般认为野生天麻体粗短，点状环纹较紧密，多有茎痕；家种天麻体瘦长，点状环纹稀疏，多无茎痕。

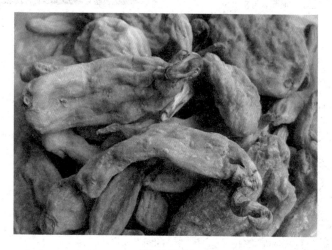

野生天麻

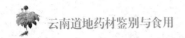
三、性状鉴别

（一）《中国药典》对天麻性状描述

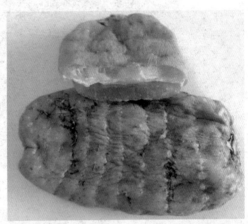

呈椭圆形或长条形，略扁，皱缩而稍弯曲，长3~15cm，宽1.5~6cm，厚0.5~2cm。表面黄白色至黄棕色，有纵皱纹及由潜伏芽排列而成的横环纹多轮，有时可见棕褐色菌索。顶端有红棕色至深棕色鹦哥嘴状的芽或残留茎基；另端有圆脐形疤痕。质坚硬，不易折断，断面较平坦，黄白色至淡棕色，角质样。气微，味甘。

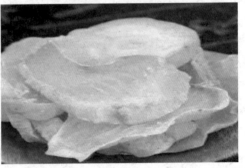

天麻片：呈不规则的薄片。外表皮淡黄色至黄棕色，有时可见点状排成的横环纹。切面黄白色至淡棕色。角质样，半透明。气微，味甘。

（二）性状经验鉴别描述

性状鉴别口诀"鹦哥嘴，凹肚脐，外有环点干姜皮，松香断面"。

①短小饱满：外表呈椭圆形，稍扁，中间弯曲；

②姜皮样：表面灰黄色或浅棕色，有纵向皱褶细纹；

③芝麻点：有明显棕黑色小点状组成的环节；

④鹦哥嘴、肚脐眼：一端略尖，有时尚带棕红色的干枯残芽，习称"鹦哥嘴"，另一端有圆脐状疤痕，习称"肚脐眼"；

⑤体重质结实，不易折断，断面平坦，半透明角质，白色或淡棕色。

1. 野生品

野生天麻呈长椭圆形或卵圆形，皱缩而稍弯曲，大小不等。商品中有刮皮和不刮皮两种。刮皮者为黄白色，皱纹少，半透明；未刮皮者黄棕色，皱纹多，透明度差。根据采收方式不同，野生天麻可分为冬麻和春麻。具土腥气，习称"马尿臭"。嚼之味甘而发脆，有黏性。

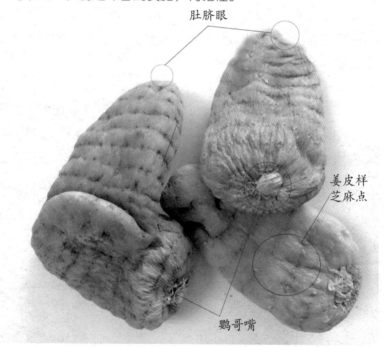

肚脐眼

姜皮样
芝麻点

鹦哥嘴

2. 栽培品

天麻栽培品呈长条形或长块状，扁平，纵、横皱纹多，略弯曲。商品刮皮者皱纹少，浅黄白色，透明度高，未刮皮者皱纹多，黄棕色、透明度差。顶端多为鲜红色干枯的"鹦哥嘴"，下部较尖，"肚脐眼"为椭圆形。表面点状环纹一般为13~17轮，偶见20轮纹的，上部的环纹较下部密。有时可见棕褐色菌索。质较软，易折断，断面不平坦，微显角质样，黄白色或棕黄色，微有光泽。用放大镜观察可见较少类白色散在的维管束。具猴头菌香气，嚼之味甘发脆，微有黏性。

3. 天麻超细粉

为淡黄白色至淡黄棕色粉末。气特异，味甘。

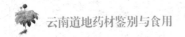

四、常见伪品

　　天麻具有独特的生物特性，属寄生植物，无根，全株无叶绿素，不能像一般植物进行光合作用，且生长发育过程中离不开密环菌，对环境条件的要求特别苛刻，在野生状态下生长繁殖困难，资源十分稀缺。现在，经过广大科技工作者的探索研究，通过无性繁殖和有性繁殖进行人工种植先后取得成功，人工种植菌材菌种等限制技术性较强，其生产发展仍有一定困难。故市面上的伪品种类较多，但种植生产发展天麻伪品日见减少。

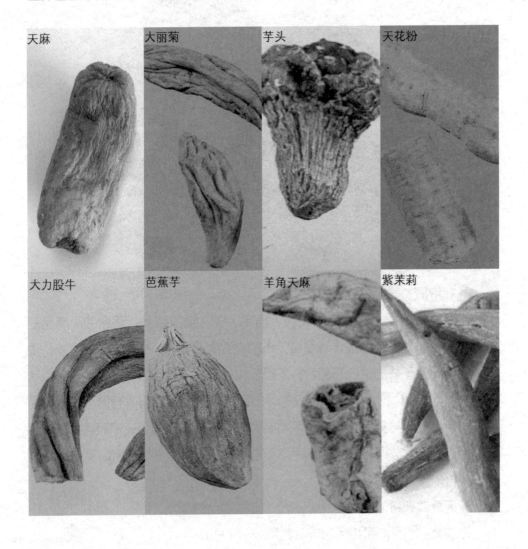

天麻　　大丽菊　　芋头　　天花粉

大力股牛　　芭蕉芋　　羊角天麻　　紫茉莉

表5　天麻及常见混伪品的鉴别要点

品名	性状特征	气味
天麻	呈椭圆形或长条形，略扁，皱缩而稍弯曲。表面黄白色至淡黄棕色，有纵皱纹（习称"姜皮样"），具环节，有点状痕点（习称"芝麻点"）或膜质鳞叶，有时可见棕褐色菌索。顶端有红棕色至深棕色的干枯芽苞（习称"鹦哥嘴"或"红小瓣"），或为残留茎基；另端有圆脐形疤痕（习称"圆盘底"或"肚脐眼"）。质坚硬，不易折断，断面较平坦，黄白色至淡棕色，角质样，有时中空	气特异，味甘，嚼之先脆后具黏性
马铃薯块根	经蒸半熟捏制晒干，形似天麻，椭圆形，略扁，顶端具茎基痕。表面有纵细条纹，无点状环纹或有仿制的环纹。外表黄白色或浅棕色，有网状裂纹。质硬，但不坚实；断面黄白色，角质样	味淡，略甜
紫茉莉	呈长圆锥形或略弯纺锤形，常仿天麻压扁。外表淡黄白色、灰黄白色或灰棕黄色，半透明，有纵沟纹及星点状下陷或呈小洞状的须根痕。顶端残留茎基，基部削平或呈凹陷圆痕状。质硬，不易折断；断面不平坦略显环纹，黄白色或淡黄棕色，角质样，有时可见细密同心环纹	味淡，有刺喉感
大丽菊块根	呈长纺锤形，微弯，形色似天麻，两端渐细。表面灰白色或灰黄色，有明显不规则的纵纹及细小的平行纹理，无横环纹。顶端有茎基痕，末端无圆脐形疤痕，呈纤维样。体轻，硬度比天麻小，断面不整齐，可见明显纤维状，不易折断；断面灰白色，不整齐，有木心或中空	味淡微甜，黏牙
羊角天麻	呈长椭圆形或圆形，有的已压扁，形色极像天麻。表面灰棕色，未去皮的呈棕黄色，半透明，环节明显，并有须根痕。顶端有的具残茎基。质坚硬，不易折断；断面纤维性强，半角质，灰白色或黄白色，中空（未蒸煮者呈薄膜状）	微臭，味微甜
芭蕉芋	呈扁圆形或长椭圆形，形色似天麻。未去皮者表面有3~8个环节，去皮者环节不明显，可见纵向白色丝状纤维。顶端有时可见茎基痕，下端钝圆，无脐状疤痕。质坚硬，不易折断，断面平坦，角质样，有白色点	味淡微甜，略黏

续表5

品名	性状特征	气味
芋头	呈椭圆形或圆锥形，稍弯曲。外表淡黄色，半透明状，有不规则的纵向沟纹，少数可见针状环纹数圈。顶端留有粗短的芽苞（鹦哥嘴），有时可见残留的鳞片状叶基，刚加工不久的芽苞显棕红色，久后变暗。下端有棕色的圆脐形疤痕。质松脆，易敲碎。碎块断面角质样，棕褐色或黄白色，可见散在的纤维样维管束	温水浸后有芋头特有气味，并有大量黏性液体
大九股牛	多呈纺锤形，一端常扭曲成羊角状。表面有须根痕及线样横环纹。顶端有残茎基，纤维性	气微，味淡
茅瓜根	呈纺锤形或块状。外皮黄棕色而皱缩。质坚韧，容易吸潮发软；折断面不平坦，白色，有黄色筋脉点	气微，味微苦
慈菇	多呈长卵圆形，压扁状。表面暗褐棕色或褐绿色，微呈透明状，有2~3个环节，环节上常残存膜质鳞叶片；中部多凹下，有纵向细皱纹；上端有粗大的芽苞，下端有致密的皱褶；底部有浅灰色的圆脐形疤痕。质重而坚硬，难折断。断面中空，微成角质状	味淡
黄精	结节状，全体有细皱纹及稍隆起的环节。茎痕明显，呈圆盘状（习称"鸡眼"），上面布有许多小麻点	味甜，有黏性
商陆根	呈纺锤形，压扁状，形似天麻。表面黄白色，有纵条纹，皮孔呈环状突起，可见支根痕。顶端常有残留茎基或两端均为切痕。质硬；断面浅黄棕色或黄白色，可见同心环状层纹（习称"罗盘纹"）	味淡，麻舌
天花粉	呈不规则圆柱形或纺锤形，一端有茎基残留或扎成短嘴状。表面黄白色或淡棕黄色，有纵皱纹及略凹陷的横长皮孔。质坚硬，断面白色或淡黄色，富粉性，有黄色筋脉点	无臭，味微苦

五、如何选购优质天麻

天麻以色黄白、半透明、肥大坚实者为优；色灰褐、体轻、断面中空者为次。此外，天麻按照采收时间不同分为冬麻和春麻，且冬麻的品质要优于春麻。在选购的时候要关注以下几点：

（1）冬麻和春麻首选冬麻；

（2）天麻按照品质分为一等、二等、三等、四等，一等品质最优，个头较大，价格也最高；

（3）天麻的干燥程度也会影响品质，水分高的容易霉变，不易保存；

（4）天麻的产地对品质的影响也较大，其中云南昭通小草坝天麻产量大、品质优；

（5）结合天麻的性状鉴别要点严格选购，即可保证选购天麻产品品质；

六、功效与使用

天麻具有息风止痉、平抑肝阳、祛风通络等功效。用于小儿惊风、癫痫抽搐、破伤风、头痛眩晕、手足不遂、肢体麻木、风湿痹痛。随着科学研究的不断深入，其功效不断被挖掘并得到实际应用。

1.现代临床应用

（1）治疗神经系统疾病：神经系统疾病眩晕综合征、血管性头痛；

（2）治疗神经性头痛及其他神经性疼痛：除了可以在血管神经性头痛、血管性头痛、三叉神经痛、坐骨神经痛等临床上止痛外，还有调节神经代谢、改善血行状态、促进神经机能恢复作用；

（3）治疗面肌痉挛；

（4）治疗癫痫：对牵制性癫痫小发作疗效较好，并有改善脑电图的作用；

（5）治疗高血压：对原发性及肾性高血压出现的头晕、耳鸣及肢麻等症有一定的疗效。

2.药膳食疗

天麻既有药物的治疗作用，又有食物的调养作用，其精华在于食借药力，药助食补，从而收到药物治病和食物营养的双重功效。食补和药疗两者的结合。历朝御膳民间都有天麻最适宜做药膳的传统，天麻作为滋补品在服用上有"见腥补"的说法，无论是鸡鸭鱼还是牛羊肉、猪肉等，不论哪一种荤腥食物中都可配伍。常用的天麻药膳食谱有天麻炖鸡、天麻鱼头汤、天麻鸭子等。需要强调的是市场上出售的天麻多以个子为主，使用时都要经过二次处理，要先将天麻蒸或煮至发软，取出切成片，再放回药膳中烹饪，这样才能使天麻的药效充分发挥作用。烹饪好的天麻要同膳食一同食用，不应取出倒掉，造成浪费。

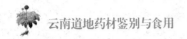

随着人工种植天麻一道道难题被破解，人工种植天麻价格适中，市场上经常有售，作为保健康养生食品进入寻常百姓家，买新鲜天麻加工成药膳，人体对天麻有效成分吸收更充分，加工更简便，故天麻亦可鲜食。

3.美容保健

经现代药理和临床应用研究证实，天麻具有提高人体免疫、延缓衰老等保健功能。近年来，人们对天麻的医疗保健作用不断有新发现。如将天麻用于高空飞行人员，作为脑保健药物，可增强视神经的分辨能力；自天麻中提取、纯化出的天麻多糖，将其制成面霜，经临床观察证明有明显的皮肤濡养、抗皱及祛色斑的作用；日本用天麻治疗老年性痴呆症等等。在市场上佐以天麻制成的名烟、名酒、高档茶、饮料等也很受消费者欢迎，如天麻糯米酒，酒体柔和，醇厚可口，久饮有补脑益智，护发明目，行气活血，增强记忆的功效。天麻的适用人群广泛，对任何年龄层次的人都有保健和治疗作用。对学生可以增强记忆力、保护大脑、保护视力，对中年人、老年人能延年益寿、保健、防病有百利无一害。对高血压、心脏病、头痛、风湿痛等患者更是保健、治病皆相益。随着人工种植天麻的不断发展，产量不断增加，价格上成为广大消费者能够承受的大众商品，也成为人们礼尚往来的消费品，深受人们的喜爱。

参考文献

[1] 王延群. 天麻药膳疗疾多[J]. 现代养生, 2014（10）.

[2] 张贵君, 陈科力, 王荣祥,等. 中药商品学[J]. 2008.

[3] 李娥. 天麻真伪经验鉴别[J]. 中医学报, 1998, 13（5）:13-14.

[4] 赵军. 天麻的经验鉴别[J]. 内蒙古中医药, 2014, 33（21）:43-44.

[5] 陈美越. 正品天麻与伪品天麻的鉴别[J]. 海峡药学, 2008, 20（12）:82-83.

[6] 宋在鑫.天麻与常见伪品的鉴别[J].长春医药大学学报, 2010, 26（3）:450-451.

[7] 周国强. 天麻与其常见伪品的鉴别[J]. 医药前沿, 2012（34）.

[8] 刘思龙. 认识天麻好食疗[J]. 东方药膳, 2006（12）:35-36.

[9] 韩希贤. 天麻炖鸡药膳的传说[J]. 药膳食疗研究, 1999（1）:10.

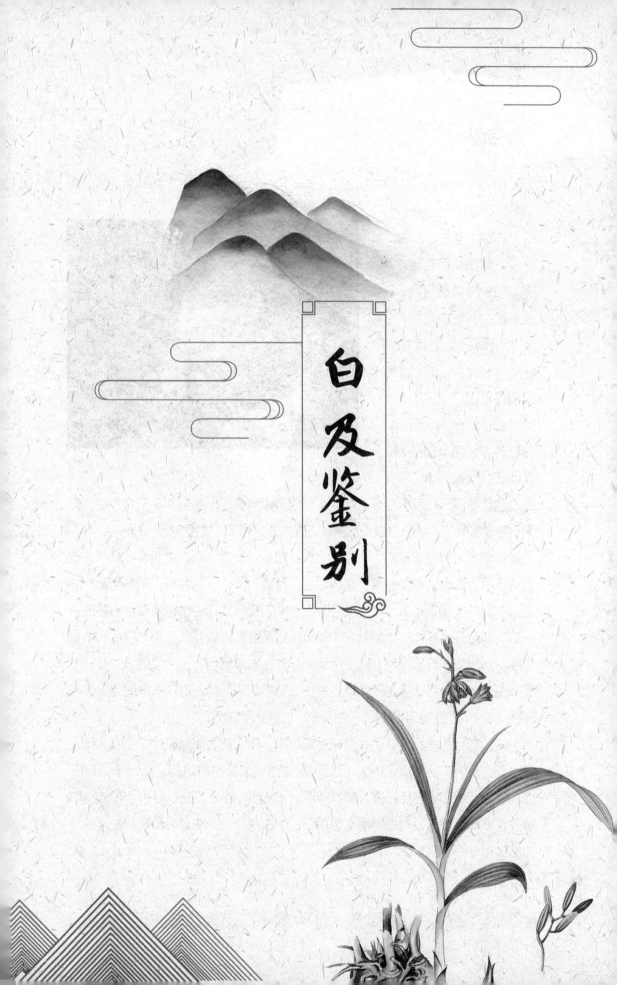

白及鉴别

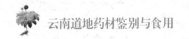

一、概述

白及为兰科多年生草本植物白及*Bletilla striata*（Thunb.）Reichb.F.的干燥块茎。别名：连及草、甘根、白给、箬兰、朱兰、紫兰、紫蕙、百笠等。李时珍曰："其根白色，连及而生，故名白及"，今多采用此名，是收敛止血、消肿生肌、润肺止咳的良药。主产于云南、贵州、四川、湖南、安徽、湖北等省。白及品种有：

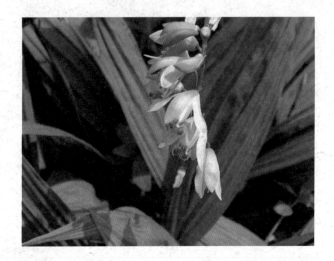

紫花三叉大白及、两叉小白及和巨茎白及，其中市场认可度和药用价值最高的品种是紫花三叉大白及。夏、秋两季采挖，除去须根，洗净，蒸或煮透，晒干，生用。[1]

首载于《神农本草经》，别名甘根，曰："味苦，平。主痈肿、恶疮、败疽，伤阴，死肌，胃中邪气，贼风鬼击，痱缓不收。一名甘根，一名连及草。生川谷。"《蜀本草》："《图经》云：'白及叶似初生栟榈及藜芦；茎端生一薹，四月开生紫花；七月熟实，黄黑色，冬雕；根似菱，三角，白色，角头生芽。今出申州。二月、八月采根用。'"《本草纲目》："白蔹，白及，古今服饵方少有用者，多见于敛疮方中，二物多相须而行。"《本草纲目》《名医别录》："有名未用白给，即白及也，性味功用皆同。"

白及药用历史悠久，历代医家多有记载，皆曰其为消痈之药。白及味苦、甘、涩，性寒。入肺、胃经。具有收敛止血、消肿生肌之功。可用于治疗咯血、吐血、便血、外伤出血、痈肿肿毒、烫灼伤、手足皲裂、肛裂。在云南地区黄花白及、糯白及为地方民间习用品，水白及、云南独蒜兰及独蒜兰是白及伪品。

植株高达60cm。假鳞茎扁球形。茎粗壮，叶4~6片，窄长圆形或披针形，长8~29cm，花序具3~10朵。苞片长圆状披针形，长2~2.5cm；花紫色或淡红色，少数为白色，但花色不稳定，第二年可能又是紫色或淡红色；萼片和花萼片等长，窄长圆形，长2.5~3cm；花瓣萼片稍宽，唇瓣倒卵状椭圆形，长2.3~2.8cm，白色带紫色，唇盘具5条褶片，从基部伸至中裂片近顶部，在中裂片波状，在中部以上3裂，侧裂片直立，合抱蕊柱，先端稍钝，宽1.8~2.2cm，伸达中裂片1/3，中裂片倒卵形或近四方形，长约8mm，先端凹缺，具波状齿；蕊柱长1.8~2cm。花期4~6月，果荚期8~10月。

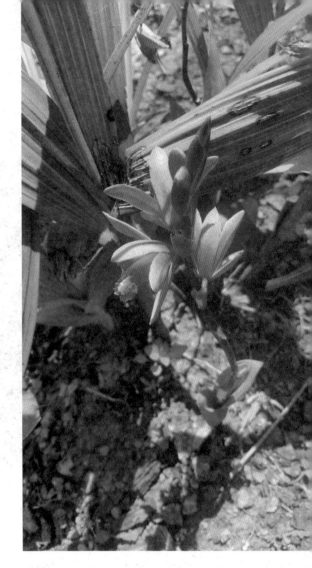

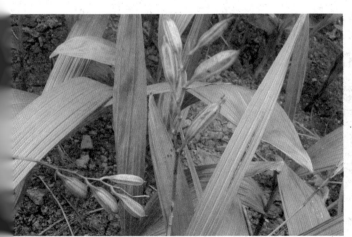

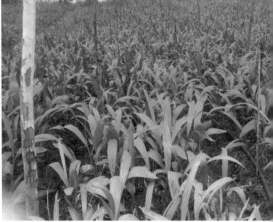

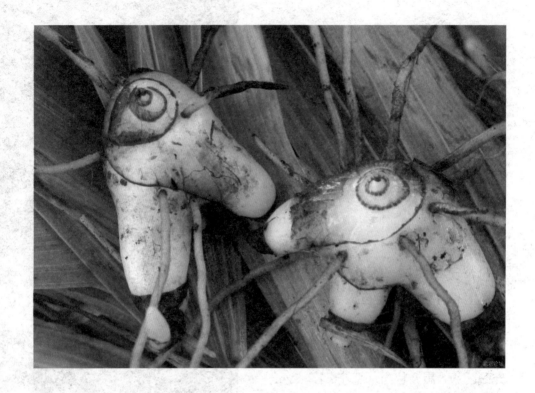

二、采收、加工与分类

多在8~11月白及地上苗枯萎时采收，除去残茎、须根，洗净，立即加工，否则易变黑。分拣大小，投入沸水中煮3~5min或蒸30min至内无白心时取出，晒至半干，去外皮后晒至全干。

（1）白及的采收：种植3~4年后，于9~11月茎叶黄枯时采收。此时，地下块茎已长至8~12个，块茎庞大相当拥挤。过迟采收，则植株营养不良，生长缓慢，容易产生病害而腐烂，故要及时采挖。采挖时，先清除地上茎叶，然后用二齿耙小心挖取块茎抖去泥土，运回加工。

（2）白及的加工：选留块茎个大壮实，茎芽粗壮，完整的块茎做种。将块茎单个摘下，去除须根，剪去茎秆，放入箩筐内，置清水中浸泡1h后，洗净泥土投入沸水中煮3~5min或蒸30min至块茎内无白心时，捞出晒干，若遇阴雨天可炕干。炕5~6h，待七成干，表皮干硬后，再用硫黄稍熏蒸约12h，每100kg鲜块茎，用硫黄0.2kg，熏透心后取出炕至全干。硫黄熏蒸后，白及不霉变，不虫蛀，且色泽洁白透明，但要尽量少用或不用，因大多数厂家都要检测硫黄残留，可能会造成质量不合格，现代工艺设备技术可不用硫黄熏蒸也能达到质量性状要求。干燥后，放入箩筐内来回撞击，去净粗皮与须根，筛去灰渣杂质。或经煮或蒸后，至七成干时切片再行干燥，成为白及片商品。

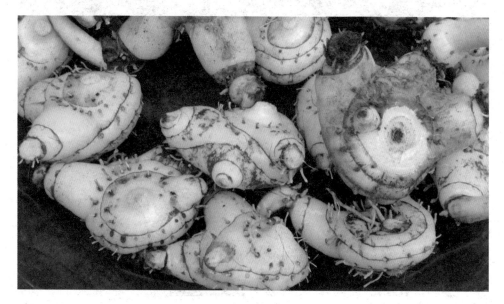

白及鲜品

三、性状鉴别

（一）《中国药典》对白及性状描述

本品呈不规则扁圆形，多有2~3个爪状分枝，长1.5~5cm，厚0.5~1.5cm，表面灰白色或黄白色，有数圈同心环节和棕色点状须根痕，上面有突起的茎痕，下面有连接另一块茎的痕迹。质坚硬，不易折断，断面类白色，角质样。气微，味苦，嚼之有黏性。

（二）性状经验描述

白及饮片：切片为三角形或多角形的不规则薄片，表皮有须根痕；切面类

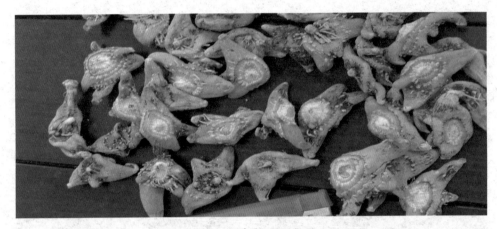

白及片个干品

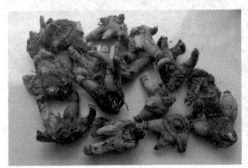

黄花白及片个干品

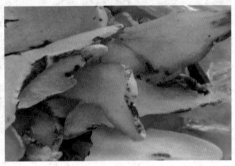

白及片干品

白色、有细小颗粒状的筋脉点突起，半透明、角质样；质坚硬脆，不易折断；气微，味苦，嚼之有黏性。

伪品白及饮片：切片为不规则圆形或多角形薄片，表面呈黄白色或棕黑色，可见少许须根痕，断面呈黄白色、黄棕色；质韧，易折断；气微香，

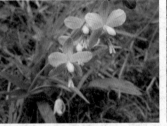

黄花白及

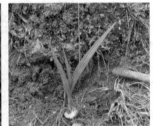

黄花白及

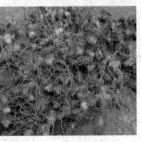

小白及

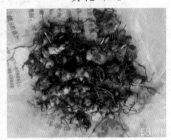

华白及

嚼之有黏性，味略苦，回味微甜。

四、习惯用品、易混品及伪品

习惯用品：黄花白及、小白及、华白及为白及属不同种植物，西南各省民间习惯作为白及使用，功能、主治也相近。

【黄花白及】

为同属植物黄花白及*Bletilla ochracea* Schltr.的块茎。在四川等地作白及使用。其性状与正品相似，较为粗壮，干燥后块茎较瘦小而短，长不过3.5cm，外皮有纵皱，棕黄色或黄色。

【小白及】

为同属植物小白及*Bletilla formosana* (Hayata) Schltr.的块茎。也叫云南白及，在云南、陕西、四川等地作药用。其性状与黄花白及成品相似，不易区分。本品与黄花白及近似，药材明显瘦小皱缩而干枯，表面多纵皱，黏性较少，嚼之无厚润感。

五、如何选购优质白及

假鳞茎呈不规则扁球形或扁圆形，有2~3个爪状分枝，表面灰白色或黄白色，有数个同心环节和棕色点状须根痕，上面有突起的茎痕。质坚硬，不易折断，断面类白色，角质样。白及片呈不规则薄片，表面类白色，角质样，半透明，微显筋脉点，具黏性，质脆。气微，味淡而微苦，嚼之富黏性。以块茎肥厚，色白明

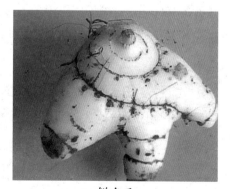

鲜白及

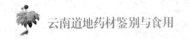

亮，个大坚实，无须根杂质者为佳。一般具备上述性状特征的就是优质白及商品。

六、功效与使用

白及最早收载于《神农本草经》，历代本草记载归经功效与使用略有不同，但基本记载的是性微寒，味苦、甘、涩。归肺、肝、胃经。具有补肺虚，止咳嗽，止肺血，填肺损；具有收敛止血、热壅血瘀、跌打骨折、恶疮痈肿、去腐逐瘀、生肌止痛、消肿生肌等功效。用于肺伤咳血、衄血、金疮出血、痈疽肿毒、溃疡疼痛、咳血吐血、外伤止血、烫火灼伤、皮肤皲裂、肺结核咳血、溃疡病出血等症。祖国中医认为白及对于收敛止血、消肿生肌功效显著。现代临床医学中多用于咳血吐血、疮疡肿毒、皮肤皲裂、口腔枯膜等病症。白及现在还用于食品、烟草、化妆等行业。

七、前景分析

由于过去生态环境良好，各地野生白及资源丰富，主要靠野生品供应市场。进入21世纪后，各地人为环境改变，白及野生环境遭到人为严重改变，而市场需求又上升较快，白及野生资源的快速萎缩，导致其产量也大幅下滑，还受到种植技术与生长年限的影响，目前产量已不足600t，而全国市场总供应量要在800~1000t左右。难以维持中医药市场对白及的需求，价格抬升到800元，甚至千元左右，2018年起，规模化种植白及商品开始大量产出，现价格回落到100元左右。

近年来，由于市场高价位的刺激，白及从组培苗生产过程各个技术环节都有突破，组培苗开始大批量供应种植环节。种源的优选也取得了突破性进展，如普洱几个种植企业从重庆、成都引进当地特色的优良品种紫花大白及，在云南繁育后各项生长指标情况都非常理想。利用白及种子育苗技术也取得了重要突破性进展，子播苗成本价格比组培苗还低得多，种苗大批量的供应满足了种植环节的需求，为白及产业化种植发展奠定坚实的基础。现白及种植面积呈现几何倍数增长，2017年开始白及种植企业将有部分商品供应市场，随着白及种植技术的日趋成熟，白及商品满足市场供应将指日可待。

参考文献

[1] 国家药典委员会.中国药典[S]. 一部.北京：中国医药科技出版社，2015：11-12.

[2] 马霄，等.中华医学杂志，1964,50（4）：246

[3]韩广轩，等.中药白及化学成分研究（Ⅱ）[J].第二军医大学学报，2002，23（9）：1029~1031.

[4] 韩广轩，等.中药白及化学成分研究（Ⅰ）[J].第二军医大学学报，2002，39（04）：443~445.

[5] 耿志国，等.中草药[M].中国药学会，1990，21（2）：24.

[6] 王岳，等.植物学报[M].中国中药杂志，1953，2（2）：312.

[7] 朱兆云，等.云南中药天然植物图鉴[M].云南科技出版社，2011：3.

[8] 黄群连，等.白及与伪品白及的鉴别[J].2009，2（28）：282.

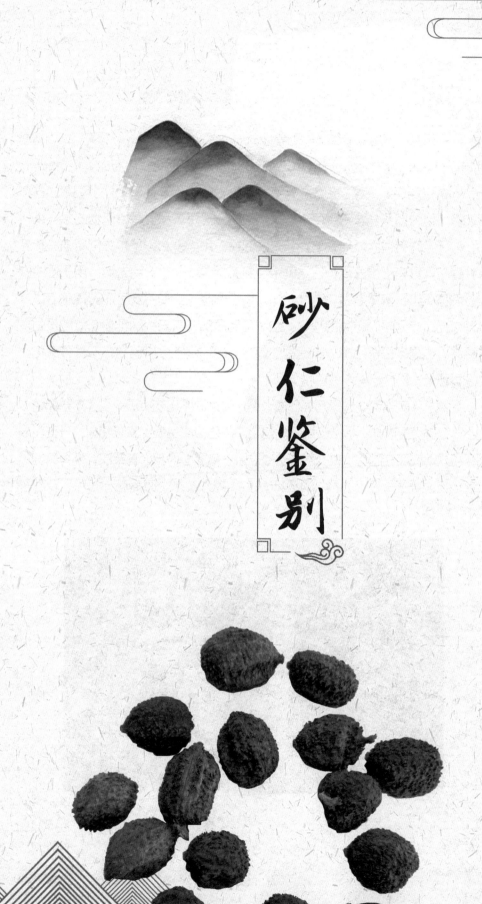

砂仁鉴别

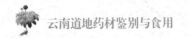
一、概述

砂仁来源于姜科豆蔻属植物阳春砂*Amomum villosum* Lour.、绿壳砂*Amomum villosum* Lour. var. *xanthioides* T.L.Wu et Senjen或海南砂*Amomum longiligulare* T.L.Wu的干燥成熟果实。别称：阳春砂仁、长泰砂仁（福建）、小豆蔻，古称赛桂香，风味团头。多年生草本，是热带和亚热带姜科豆蔻属植物的果实或种子，种子气味芳香而峻烈，稍辣，其味似樟，用作香料，是中医常用的一味芳香性药材。具有化湿开胃、行气调中、温脾止泻、理气安胎之功。用于湿浊中阻，脘痞不饥，脾胃虚寒，呕吐泄泻，妊娠恶阻，胎动不安等症。在东方是菜肴调味品，特别是咖喱菜的佐料；欧洲西北角的在斯堪的纳维亚则常用于面食品调味，也是中医常用的一味芳香性药材。砂仁观赏价值较高，初夏可赏花，盛夏可观果；是林药间作的植物。

始载于《药性论》，原名缩砂蜜，谓："缩砂蜜出波斯国。"《本草图经》载："缩砂蜜生南地，今惟岭南泽间有之。苗茎似高良姜，高三四尺，开花在根下，五六月成实，五七十枚一穗，状似益智，皮紧厚而皱，有粟纹，外有刺。黄赤色。皮间细子一团，八隔，可四十余粒，如大黍米，微黑色，七月、八月采

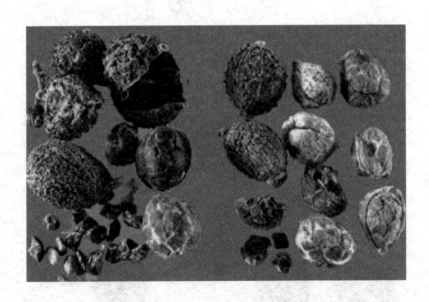

收。"本草所述，古用缩砂蜜应为现今姜科豆蔻属植物，并有国产和进口之分，产岭南者即阳春砂仁。

果实供药用，阳春砂主产为广东省的阳春、阳江产者最著名，尤其以阳春市蟠龙山一带品质最佳。20世纪60年代，云南从广东引进种植，由于云南优异的自然环境，阳春砂仁不论在质量、产量排名均列全国前茅，成了云南重要的地产药材。另外，广西、福建等地也有栽培。绿壳砂主产于云南南部临沧、文山、景洪等地，越南、老挝、缅甸等东南亚国家主产。砂仁类药材历史上就属于名贵药材，市场上来源较为复杂，《中国药典》收载品种和地方习用品主要为豆蔻属（Amomum）植物有9种，砂仁类药材混用品多为山姜属（Alpinia）植物。具体品种上《中国药典》收载了砂仁（阳春砂仁）、绿壳砂仁、海南砂仁，前两种药材云南产量最大，后一种药材产量海南最高。历史上地方习用品有红壳砂仁、疣果豆蔻、九翅豆蔻、香豆蔻、长序砂仁、海南假砂仁等。砂仁类代用品、混用品多为山姜属的艳山姜（药材名"川砂仁"）、山姜（药材名为"建砂仁"）、华山姜（药材名为"建砂仁"或"土砂仁"）、箭杆风（药材名"土砂仁"）等。在市场上，艳山姜等果实作为食品调料在市场上流通，不作为药用，大家在购买时应仔细观察区分，以免购买使用了习用品和伪品。

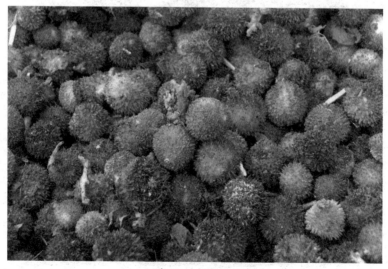

阳春砂仁新鲜果实

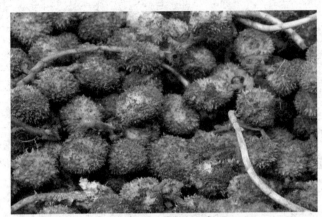

绿壳砂仁新鲜果实

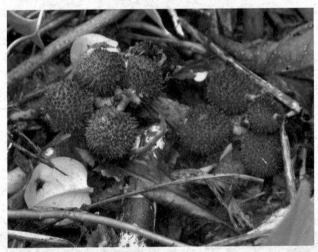

阳春砂仁果实生长情况

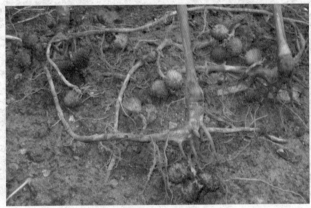

绿壳砂仁生长情况

二、采收、加工与分类

阳春砂仁多于秋季果实成熟（多于8月中下旬，当果实表面颜色由红紫变红褐，果肉呈荔枝肉状，种子团红褐色，嚼之有浓烈的辛辣味）时剪下整个果穗，地道产区多用焙干法加工，经"杀青""回炉""压实""复炉"等工序，因经多次低温烘干，又经一些特殊工艺操作，使砂仁香气浓郁，且果皮与种仁紧贴。其他产区多用晒干或烘干法，产品多散果，皮仁分离，香气亦差。绿壳砂和海南砂亦将成熟果穗剪下，按照阳春砂仁干燥方法晒干或烘干。进口的绿砂仁有的将总果柄除去，商品为"壳砂"；如再加工剥去果皮则为"净砂仁"；完整的种子团，经筛选大粒的称为"砂头王"或"砂头"；散粒种子为"砂米"；剥出的果壳为"砂壳"。加工方法分以下几种

1.焙干法

分"杀青""压实"和"复火"三个工序。即将鲜果摊在竹筛上，置于炉灶上以文火焙干。燃料用谷壳、生柴或木炭火，最好用樟树叶盖在火上，使其只生烟不生明火。如此熏焙出的砂仁，气味浓，质量佳。当焙至果皮软时（约五六成干），要趁热喷1次水，使皮壳骤然收缩，再行焙干或烘干使果皮与种子团紧密无空隙，可以长久保存不易生霉。

2.晒干法

分"杀青"和"晒干"二个工序。一般用木桶盛装砂仁，置于烟灶上，用湿麻袋盖密桶口，升火熏烟，至砂仁发汗（即果皮布满小水珠）时，取出摊放在竹筛或晒场上晒干。夏、秋二季果实成熟时采收，阳春砂、绿壳砂、海南砂（缩砂）连壳晒干或连壳低温干燥称"壳砂"；剥去果皮，将种子团晒干，传统上要撒上一层白粉（面粉），称"面砂仁"或"净砂仁"。壳砂加工方法主要有：将新鲜砂仁日光干燥或用设备低温干燥。

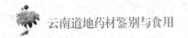

三、性状鉴别

（一）《中国药典》对性状的描述

阳春砂、绿壳砂呈椭圆形或卵圆形，有不明显的三棱，长1.5~2cm，直径1~1.5cm。表面棕褐色，密生刺状突起，顶端有花被残基，基部常有果梗。果皮薄而软。种子集结成团，具三钝棱，中白色隔膜，将种子团分成3瓣，每瓣有种子5~26粒。种子为不规则多面体，直径2~3mm；表面棕红色或暗褐色，有细皱纹，外被淡棕色膜质假种皮；质硬，胚乳灰白色。气芳香而浓烈，味辛凉、微苦。

海南砂呈长椭圆形或卵圆形，有明显的三棱，长1.5~2cm，直径0.8~1.2cm。表面被片状、分枝的软刺，基部具果梗痕。果皮厚而硬。种子团较小，每瓣有种子3~24粒；种子直径1.5~2mm；气味稍淡。

（二）砂仁的性状描述

阳春砂果实呈椭圆形或卵圆形，有不明显三棱，长1.5~2cm，直径1~1.5cm。表面棕褐色，密生刺状突起，棱背（室背）隐约可见纵向棱线；顶端花被残基，基部具果柄断痕或带果柄，外被金黄色短柔毛；果皮较薄软，易沿棱背纵向开裂，内表面淡棕色，可见菲薄的隔膜。种子集结成团，具三棱室，有白色隔膜相隔，将种子团分成3瓣，每瓣有种子5~26粒，云南产个别种子团每瓣能达到50粒。种子为不规则多面体，长2~5mm，直径1.5~4mm，外被淡棕色膜质假种皮；表面棕红色或暗褐色，具不规则细皱纹，种脐位于较小端，明显凹陷成圆盘，合点位于较大端，从种脐到合点，种脊凹陷为一纵沟；质稍坚硬，断面外胚乳白色，粉性，内胚乳及胚淡黄色或褐黄色，油性。气芳香而浓烈，味辛凉、微苦。以个大、饱满、坚实、种子棕红色、香气浓烈、搓之果皮不易脱落者为佳。

绿壳砂果实长卵形、卵圆形或椭圆形，隐约可见3钝棱线，长1.2~2.2cm，直径1~1.6cm；表面棕色、黄棕色或褐棕色，密被略扁平的刺状突起，长约1.5mm，纵走棱线隐约可见；果皮较薄，易沿棱处纵裂。种子团卵圆形、卵形或椭圆形，长0.9~1.8cm，直径0.7~1.2cm，每室含种子8~22粒，种子长2~4mm，直径2~4mm，外被黄白色膜质假种皮；表面淡棕色或棕色，气芳香而浓，味辛凉，微苦。以个大、饱满、坚实、种子棕褐色、香气浓、搓之果皮不易脱落者为佳。

海南砂果实椭圆形、卵圆形、棱状椭圆形或梨形，具不甚明显三钝棱，长1~1.7cm，直径0.7~1.7cm；表面灰褐色或灰棕色，被刺状突起，分枝状软刺，可见纵走棱线；顶端有花被残基，基部具果梗痕。果皮较薄，钝角处纵裂，内表面红棕色或黄棕色。种子团卵圆形、椭圆形或圆球形，长0.7~1.4cm，直径0.5~1.2cm，每室含种子4~24粒；种子长2.5~4mm，直径2~4mm，外被黄白色膜质假种皮；表面红棕色或深棕色。气芳香而浓，味辛凉，微苦，稍淡。以个大、坚实、气味浓者为佳。

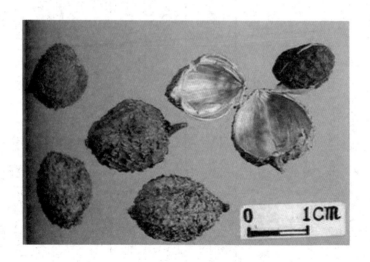

（三）性状经验描述

砂仁大致分为：阳春砂仁、绿壳砂仁、海南砂仁性状特征列表如下：

表6 砂仁性状特征表

品名	阳春砂仁	绿壳砂仁	海南砂仁
外观	外表深棕色，有网状突起的纹理及密生短钝软刺，纵棱（维管束）隐约可见。顶端留有花被残基，基部具果柄断痕或带果柄	与阳春砂相似，但略显瘦瘪，外表色泽多为淡黄色，刺状突起较稀疏	表面被片状分枝软刺，基部具果硬痕
形状	呈卵圆形或椭圆形，具不明显的三钝棱	与阳春砂相似，以长椭圆形居多但略显瘦瘪	呈长椭圆形或梭状卵圆形或梨形，有明显三棱
大小	长1.5~2cm，直径1~1.5cm	长0.8~2.5cm，直径0.8~1.2cm	长约1.5~2cm以上，直径0.8~1.2cm
果皮	果皮薄，易纵向撕裂，内表面淡棕色，纵棱明显	果皮较厚，与种子团紧贴	果皮淡棕色，厚而硬
气味	气芳香浓烈，味辛凉，微苦	气芳香浓，味辛凉，微苦	气芳香，味辛凉，微苦，稍淡
种子团	呈卵圆形或椭圆形，分成3瓣，每瓣有种子6~15粒或更多；紧密排成2~4行，互相黏结成团块。种子呈不规则多面体，长约2.5~4mm，宽约2~3mm，深棕色或黑褐色，外具膜质而粗糙的假种皮。背面平坦，在较小一端的侧面有明显凹陷（种脐）。合点在较大的一端，种脊沿腹面而上成一纵沟。种子质坚硬，种仁黄白色	呈长卵圆形或椭圆形，分3瓣，每瓣有种子5-13粒或更多；种子灰棕色或灰褐色。气味较阳春砂稍淡。剥去外壳的种子团的原砂仁，呈三棱状形或三棱长圆形。商品外表有一层白色粉霜（面粉状哈粉）	呈椭圆形、卵圆形、梭状椭圆形或梨形，较小，分成3瓣，每瓣有种子6~15粒，种子直径1.5~2mm，较瘦瘪

四、常见伪品与掺假品

【红壳砂仁】

为姜科植物红壳砂仁*Amomum aurantiacum* H.T. Tsai et S.W.Zhao的果实或种子团。

本品呈类球形或卵圆形，具明显或不甚明显的3钝棱，长0.9~1.8cm，直径0.7~1.4cm，表面棕褐色、红棕色或黄棕色，疏或密生刺状突起，长1~3mm，纵向棱线明显，被平贴，锈色短毛；顶端具花被残基，基部果柄较长，长7~10mm。果皮稍薄，内表面黄棕色或褐棕色，可见明显维管束。种子团圆球形卵圆形或圆锥状卵圆形，具三钝棱，中有黄棕色隔膜，将种子团分成3瓣，每瓣有种子5~18粒。种子略呈不规则多面体，较小，直径1~1.5mm，表面红棕色，外被淡棕色假种皮，略光滑，可见条状纹理。气微，味淡。

主产云南勐腊、景洪、文山、普洱等地。在砂仁引种未成功前，曾作为砂仁的代用品收购使用。去果皮者叫"云南红净砂"，在省内使用，为地方习用品，偶有调往省外。

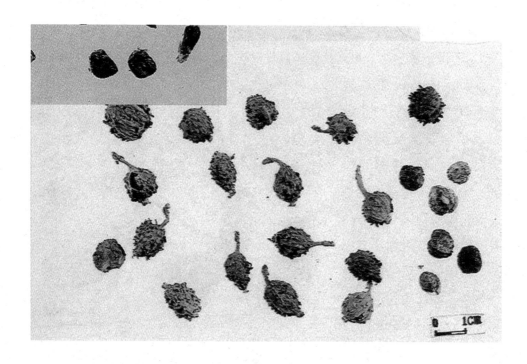

【海南假砂仁】

为姜科植物海南假砂仁*Amomum chinense* Chun 的干燥成熟果实。

本品呈长卵圆形，略显三棱状，长1.3~2.3cm，直径1~1.5cm，表面土棕色至棕褐色，纵向棱线明显，刺状突起较大。顶端具花被残基，基部果柄较长，长1~1.5cm。果皮厚而硬，不易撕裂。种子团具三钝棱，中有黄棕色隔膜，将种子团分成3瓣，每瓣有种子6~16粒，种子呈不规则卵圆状，

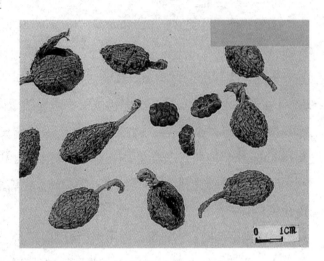

表面棕褐色，外被淡棕色假种皮，可见条状纹理。气微，味淡。

【长序砂仁】

为姜科植物长序砂仁*Amomum gagnepainii*的成熟干燥果实。（土砂仁）

本品呈长椭圆形、棱状椭圆形或长椭圆形，略显三棱状，长1.5~2.5cm，直径0.8~1.5cm，具明显或略明显三钝棱及3条纵行浅槽；表面灰棕色或灰黄色，疏生短柔刺长至2.5mm；顶端花被残基较短，基部有果柄残基。果皮较薄，质较韧不易撕裂，内表面灰棕色或灰黄色。种子团长椭圆形或长圆形，长0.9~2.5cm，直

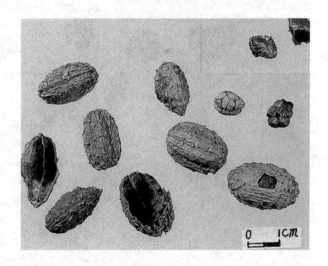

径0.6~1cm，具三钝棱，中有黄棕色隔膜，将种子团分成3瓣，每室含种子6~12粒。种子呈不规则多面体，直径2~4mm，外被黄白色或黄棕色的假种皮；表面黑棕色或褐棕色，外被灰白色膜质假种皮，多皱，纹理不明显。气香，味微苦，辣。

【九翅砂仁（假砂仁）】

为姜科植物九翅砂仁 *Amomum maximum.* 的成熟干燥果实。

本品呈长卵圆形、陀螺形或椭圆形，略向一侧弯曲，具不明显的三钝棱及明显的九条纵翅，每钝棱有明显的3翅，长1~3.5cm，直径0.8~2cm，果梗长1~3cm，表面淡黄色至污黄色，疏被白色短柔毛。果皮较薄，经压易沿棱处开裂，内表面黄色。种子团卵圆形或圆锥形，一端较尖，分3室，每室有种子6~12粒。种子形状

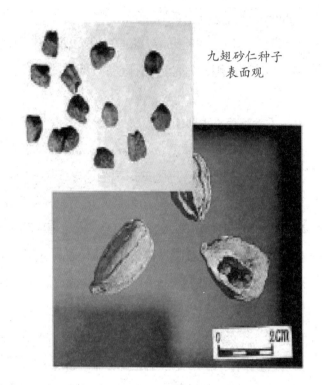

九翅砂仁种子
表面观

多样，多呈扁圆形，表面褐色、深棕色或浅棕色纹理呈条状，外被浅棕色膜质假种皮，除去假种皮后的种子表面棕褐色。胚乳灰白色，气香，味微凉。

分布于云南的东南部、南部的沿边区域，在民间使用，未单独形成商品，过去曾有种子团混入绿壳砂仁种子团中的情况。

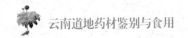

【疣果豆蔻（大砂仁、牛牯缩砂）】

为姜科植物疣果豆蔻*Amomum muricarpum* Elm.的成熟干燥果实。

果实卵圆形、类圆形或楔形，具不甚明显的3钝棱，长1.5~3cm，直径1.5~2.5cm；表面棕色、红棕色或褐棕色，被扁平、分叉的刺状突起，长约1~4mm；果皮较厚，质坚韧，内表面棕黄色或红棕色，可见膜质隔膜，种子团椭圆形或卵圆形，长1.2~2.2cm，直径1~2.2cm，每室含种子11~25粒，种子直径3~4mm；表面棕红色或暗红色。

分布于广东省的阳春，海南省的三亚、儋州，广西的上思、龙州、宁明一带，当地不常用，有时混入阳春砂仁种子团中。

【香豆蔻（香砂仁）】

为姜科植物香豆蔻*Amomum subulatum* Roxb.的成熟干燥果实。

果实为卵圆形、扁圆球形或圆球形，长1.5~2.5cm，直径2~2.5cm；表面棕色、黄棕色或褐棕色，具10余条波状狭翅，狭翅之间明显可见纵行的棱线，密被短柔毛或无；果皮较薄，受压易开裂，具韧性，内表面棕色、黄棕色或浅棕色。种子团卵圆形或圆球形，长0.8~1.8cm，直径1~1.6cm，每室含种子4~15粒，种子圆球形或圆球状多面形，直径2~4mm，外被黄色膜质假种皮；表面棕色、红棕色或褐棕色。气芳香，味辛辣。

分布于云南的西双版纳、广西的那坡，地方习用品。

【艳山姜（药材名"川砂仁、土砂仁、大草豆蔻玉桃、月桃"）】

为姜科植物艳山姜*Alpinia zerumbet*.（Pers.) Burtt. et Smith的成熟干燥果实。

果实为卵圆形、圆球形或椭圆状卵圆形，长1.5~2.5cm，直径1~2cm，干时易沿室背开裂；表面棕黄色、淡红黄色、黄白色或褐棕色，有10余隆起的纵棱，纵棱之间有稀疏的短柔毛；果皮略厚，稍革质坚韧。种子团易散每室含种子7~14粒，种子长3~5mm，直径3~4mm，外被白色膜质假种皮；表面灰黑色或灰褐色，质坚硬，断面外胚乳白色，粉性，内胚乳及胚淡黄色，油性。气味芳香，味辛辣。有健脾燥湿，暖胃散寒功效。

分布四川的宜宾、大足、洪雅，贵州龙安、贞丰，广西诸县，云南的昭通、曲靖。有些地方习用，现多用于火锅中作为香料使用。

【山姜（药材名"建砂仁、土砂仁"）】

为姜科植物山姜*Alpinia japonica* (Thunb.)miq.的成熟干燥果实。

果实椭圆形，长2cm以上，易破碎，残留棕黄色或黄白色果皮，果皮薄而光滑，外被短柔毛，隔膜膜质，黄白色或黄棕色。种子团纺锤形，长椭圆形、卵圆形或类圆形，长0.5~1.8cm，直径0.6~1cm，每室含种子2~9粒，种子2~5mm，直径2~4mm，外被膜质假种皮；表面灰色、灰黄色或棕褐色。气微香，味辛凉。

分布于福建武夷山，戴云山脉周边各县，云南的文山、富宁、马关等地。地方习用品，有时也调江浙一带。

【华山姜（药材名"土砂仁廉姜、箭杆风、华良姜"）】

为姜科植物华山姜*Alpinia chinensis* (Retz.) Rosc.的成熟干燥果实。

果实球形或卵圆形，长0.5~1cm，直径0.5~0.8cm；表面淡黄色、红黄色或红棕色，光滑无毛，平坦或不规则皱褶；果皮薄，贴于种子团，易碎裂，内表面白色或灰白色。种子团圆球形、卵圆形，长3~5mm，直径3~4mm，外被白色或灰白色假种皮；表面灰褐色或棕黑色。气微香，味辛，微辣。

分布于福建武夷山脉周边各县，四川南溪、沐川，云南南部等地。日本、越南、老挝等国也有。各地习用，作为砂仁的代用品。

【箭杆风（药材名为"土砂仁"）】

为姜科植物华山姜*Alpiniachinensis* (Eetz.) Rosc的成熟干燥果实。

果实圆球形、卵圆形或椭圆状球形，长0.5~1cm，0.5~0.8cm；表面淡黄色或红棕色，光滑或疏被短柔毛；果皮较薄，受压易碎，内表面黄白色、淡黄色或黄色。种子团卵圆形、椭圆形或棱状椭圆形，长约9mm，直径约7mm，每室含种子4~7粒。种子长4~6mm，直径3~5mm，外被黄白色膜质假种皮；表面黄棕色或灰棕色。气微香，味辛、微辣。

分布于四川洪雅、夹江、峨眉，云南文山、红河、西双版纳，贵州，广西等地。民间医生作为各地习用品，近年来各地监管较严，一般不再收购流通使用。

五、如何选购砂仁

（1）以个头较大，果身坚实、饱满，香气较浓，搓之果皮不易脱落的砂仁较好。种子团紧凑，表面色泽红棕或暗褐色，外被淡棕色膜质假种皮；种子质硬，胚乳灰白色，气芳香而浓郁，味辛凉，微苦。

（2）对于个小、不饱满、发瘪、搓之果皮易脱落的品质较差，不宜购买作为药用。

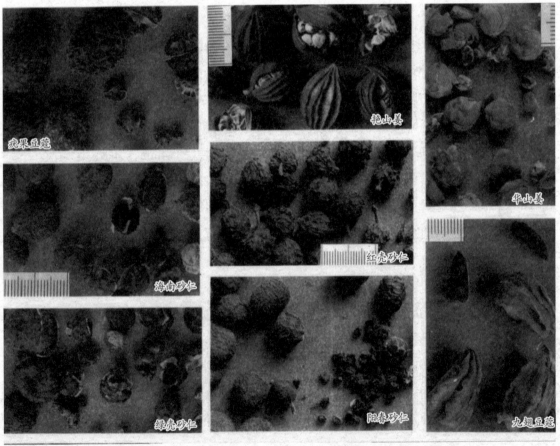

疣果豆蔻　艳山姜　华山姜　海南砂仁　红壳砂仁　绿壳砂仁　阳春砂仁　九翅豆蔻

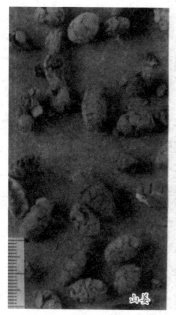
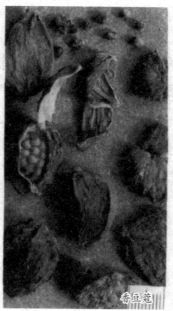
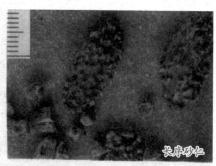
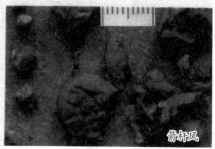

山姜　香豆蔻　长序砂仁　箭杆风

六、功效与使用

（一）功效

（1）性味：味辛；性温。

（2）归经：入脾、胃、肾经。

（3）功效主治：化湿开胃，温脾止泻，理气安胎。用于湿浊中阻，脘痞不饥、脾胃虚寒，呕吐泄泻，妊娠恶阻，胎动不安。

《本草纲目》：辛，温，涩，无毒。

《药性论》："主冷气腹痛，止休息气痢，劳损，消化水谷，温暖脾胃。"

《本草拾遗》："主上气咳嗽，奔豚，惊痫邪气。"

《日华子本草》："治一切气，霍乱转筋，心腹痛。"

《开宝本草》："主虚劳冷泻，宿食不清，赤白泻痢，腹中虚痛，下气。"

（二）配伍与应用

《本草纲目》："补肺醒脾，养胃益肾，理元气，通滞气，散寒饮胀痞，噎嗝呕吐，止龙于崩中，除咽喉口齿浮热，化铜铁谷哽。"

1. 化湿行气

用于湿阻中焦及脾胃气滞证。本品辛散温通，善于化湿行气，为醒脾和胃的良药。若湿浊内阻，中气不运，见脘腹胀满、食欲不振、恶心呕吐者，常与苍术、厚朴、白豆蔻等配伍。如脾虚气滞者，配党参、白术等，如香砂六君子丸。

2. 温中止泻

用于脾胃虚寒吐泻。以其能化湿行气而调中止呕，温脾止泻，可单用研末吞服，或与干姜、附子等药同用。

3. 理气安胎

用于妊娠恶阻，胎动不安。本品能行气和中而安胎。妊娠中虚气滞而致呕吐、胎动不安者，可与白术、苏梗等配伍。

4. 化骨鲠

《本草纲目》载有："化铜铁骨哽"化骨食草木药及方士炼三黄皆用之，虽不知真性何以能治此物也，但临床屡用屡验。可供参考。

5. 温肾下气

砂仁辛散性温，香而能窜，和合五脏冲和之气，有下气归源之功，故可治疗奔豚，虚火上浮之疾病。

【作用】

砂仁，辛，温。归脾、胃经。化湿行气，温中止呕止泻，安胎。用于湿困脾土及脾胃气滞证，见有脘腹胀闷，呕恶食少，食积不化，吐泻乏力。常与党参、白术、茯苓等配合，如香砂六君子汤。现代用于慢性胃炎、胃溃疡、消化不良等。砂仁还有安胎的功效，常与白术、苏梗配伍，治疗胎动不安、妊娠呕吐等病症。砂仁观赏价值较高，初夏可赏花，盛夏可观果。

（三）现代研究

1. 调节胃肠功能

本品对胃肠运动的作用是双向性的。一方面，春砂仁水煎液能明显增加豚鼠离体肠平滑肌节律性运动，使回肠收缩幅度增大，频率加快。因而临床服用砂仁具有促进胃液分泌，增强胃肠蠕动，增强消化力的作用。另一方面，砂仁剂量增大能拮抗乙酰胆碱和氯化钡对肠管的兴奋作用，而使肠管张力减弱，振幅降低，具有解痉止痛作用。砂仁又可显著减少大鼠的胃酸分泌，对小鼠应激性溃疡有明显的抑制作用。其机制可能是由于促进了胃黏膜细胞释放前列腺素，从而抑制了胃酸分泌。

2. 对血小板聚集功能的影响

家兔体重2.0~2.6kg，每组3~4只，给药组为两个剂量组，分别口服砂仁0.6和1.2g/kg，对照组口服同剂量溶剂。给药后15min、30min、60min、90min后分别颈动脉采血，离心制备PRP及PPP，以ADP为致聚剂在血小板聚集仪上测定血小板聚集率（%）。结果表明，砂仁能明显抑制血小板聚集。

3. 对消化系统的作用

对离体肠管平滑肌的影响：取大鼠、豚鼠或兔小肠一段置台氏液浴槽内，通过记录仪记录肠管活动变化，观察药液对肠管自发活动的影响和拮抗乙酰胆碱和$BaCl_2$作用。结果表明，砂仁对肠管兴奋作用，促进肠道运动，增进胃肠运输机能。

【注意】

（1）阴虚有热者忌服。

（2）《海药本草》："得诃子、鳖甲、豆蔻。白芜荑等良。"

（3）《本草经疏》："凡腹痛属火，泄泻得之暑热，胎动由于血热，咽痛由于火炎，小儿脱肛由于气虚，肿满由于湿热，上气咳嗽由于火冲迫肺而不由于寒气所伤，皆须详察鉴别，难以概用。"

（4）《药品化义》："肺有伏火忌之。"

（5）《得配本草》："气虚肺满禁用。"

（6）口服，偶有过敏反应。

参考文献

[1] 国家药典委员会.中国药典[S]. 一部.北京：中国医药科技出版社，2015：253.

[2] 龚千锋，等.中药炮制学.北京：中国中医药出版社，2012.8：259.

[3] 南京中医药大学.中药大辞典.上海：上海科学技术出版社，2006.

[4] 宋立人，等.中华本草.上海：上海科学技术出版社，1999.

[5]高学敏，等.中国药典中药材及饮片彩色图鉴[M].山西：山西科学技术出版社，2015：
682-683.

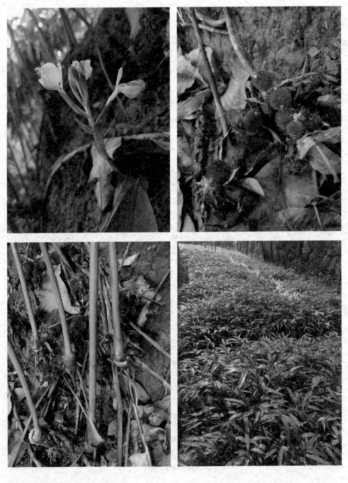

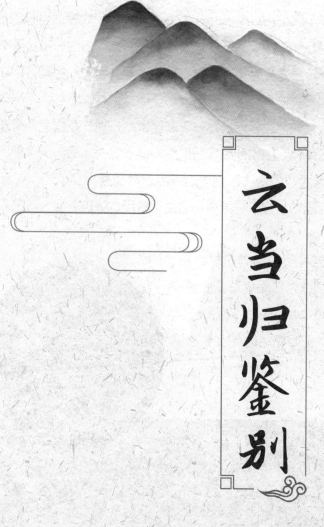

云当归鉴别

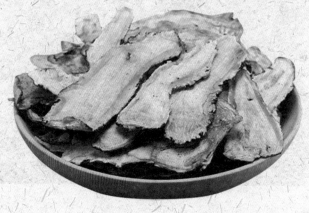

一、概述

当归是伞形科植物当归*Angelica sinensis*（Oliv.）Diels的干燥根。当归在多个省区有栽培，栽培历史1500年以上。原产甘肃岷县、宕昌、舟曲一带。据有关文献记载，清嘉庆二十年至道光元年（1815—1821）间，当归从甘肃省引种于云南兰坪县的"洋芋山"（今富和山）获得成功，称"喇井鸣归"，产品以头大、色正、结实、味浓、油性足著称，1895年就已销往各地，在香港、南洋一带享有盛誉。当归在兰坪洋芋山引种成功后扩散种植于滇西北的鹤庆、剑川、云龙、兰坪、丽江、维西、德钦、香格里拉等县，产品通称"云归""云当归"。滇中、滇东北的禄劝、宣威、寻甸、沾益、彝良、镇雄等县近年来亦有种植。

云当归是云南地道名贵大宗中药材，有200多年栽培史，已逐渐发展成为云南省重要的地道药材。栽培于海拔1800~2900m、土壤肥沃、气温不高、温差较大、日照充足的高山平地

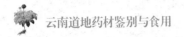

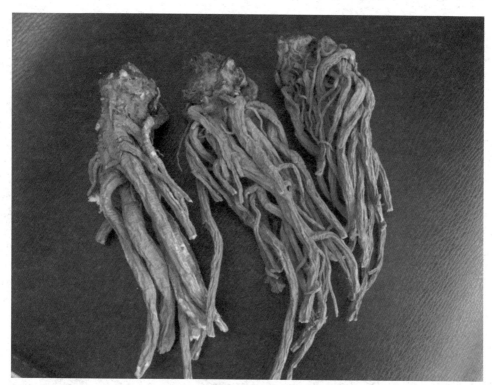

云南当归

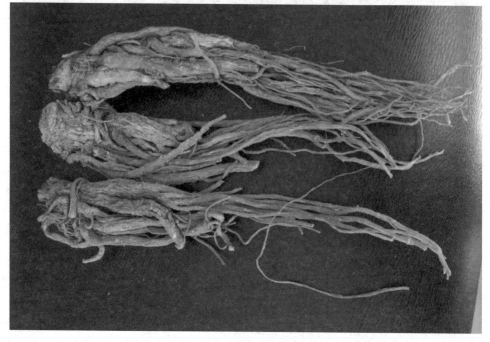

甘肃当归

或缓坡地。20世纪中期滇西的鹤庆马厂当归因其归头大、油性足、香气浓郁深受消费者喜爱，特别是其挥发油极高，得到行业专家的认可。目前市面上，时有其他多种植物的根如前胡、独活误作当归入药，称为"土当归""野当归"等。云当归、当归（药典品种）、东当归、欧当归几种常见易混品、伪品的形态性状要加以区分。

二、采收、加工与分类

产地采收当归：经洗净，低温干燥至半干，定型，干燥全干，按当归粗细，大小分成若干规格（详见下表）。

当归（全当归）采挖后取鲜药材，除去杂质，洗净或取干品稍润，切薄片，晒干或低温干燥。筛去碎屑，成为当归饮法，即可用于配方入药。

当归商品规格：

表7　当归规格等级表

应用部位	规格	等级	标准
根部	全归	一等	干货。上部主根圆柱形，下部有多条支根，根梢不细于0.2cm。表面棕黄色或黄褐色。断面黄白色或淡黄色，具油性。气芳香，味甘微苦。每千克40支以内。无柴根、杂质、虫蛀、霉变。包装运输自然压断腿的不超过16%
		二等	每千克70支以内。余同一等
		三等	每千克110支以内。余同一等
		四等	每千克110支以外。余同一等
		五等	（常行归）干货。凡不符合以上分等的小货。全归占30%。腿渣占70%。具油性。无杂根、杂质、虫蛀、霉变
纯主根	归头	一等	干货。纯主根，呈长圆形或拳状。表面棕黄色或黄褐色。断面黄白色或淡黄色，具油性。气芳香，味甘微苦。每千克40支以内。无油个、枯干、杂质、虫蛀、霉变
		二等	每千克80支以内。余同一等
		三等	每千克120支以内。余同一等
		四等	每千克160支以内。余同一等

（一）当归头

取净当归头洗净，润透，纵向切成薄片，晒干或低温干燥，筛去碎屑，包装成使用规格。

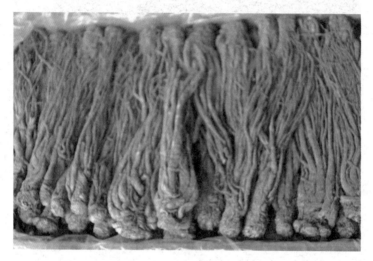

全归

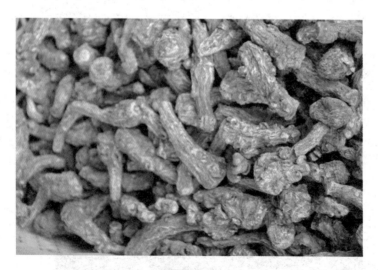

当归头

（二）当归片

取当归，净选、洗润、切片、干燥（低温）、净选后包装成使用规格。

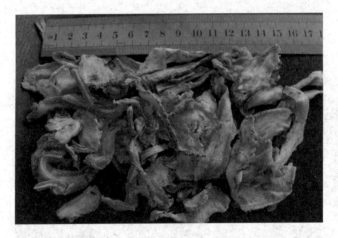

（三）当归身或当归尾

取药材除去杂质，洗净，稍润，切除归头部分切段，晒干或低温干燥，包装成使用规格。

当归片长于补血，调经，润肠通便；用于血虚体亏，面色无华，神疲体倦妊娠冲任血虚，腹中疼痛，或气凝滞，少腹疼痛，产后恶露不尽，心腹作痛，血虚便秘等症。

传统习惯医学认为，补血用当归头，活血用当归身，破血用当归尾，补血活血用全当归。

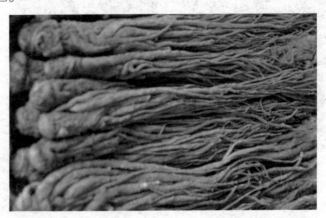

三、性状鉴别

（一）《中国药典》对当归性状描述

本品略呈圆柱形，下部有支根3~5条或更多，长15~25cm。表面浅棕色至棕褐色，具纵皱纹和横长皮孔样突起。根头（归头）直径1.5~4cm，具环纹，上端圆钝，或具数个明显突出的根茎痕，有紫色或黄绿色的茎和叶鞘的残基；主根（归身）表面凹凸不平；支根（归尾）直径0.3~1cm，上粗下细，多扭曲，有少数须根痕。质柔韧，断面黄白色或淡黄棕色，皮部厚，有裂隙和多数棕色点状分泌腔，木部色较淡，形成层环黄棕色。有浓郁的香气，味甘、辛、微苦。（注：柴性大、干枯无油或断面呈绿褐色者不可供药用。）

（二）性状经验描述

外观：表面浅棕色至棕褐色，具纵皱纹和横长皮孔样突起。

形状：本品略呈圆柱形，下部有支根10~15条或更多，长15~25cm。根头（归头）直径2~6cm，具环纹，上端圆钝，或具数个明显突出的根茎痕，有紫色或黄绿色的茎和叶鞘的残基；主根（归身）表面凹凸不平，长4cm~6cm；支根（归尾）直径0.3~1cm，上粗下细，多扭曲，有少数须根痕。

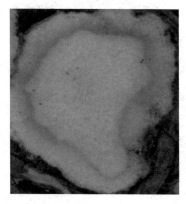

当归片

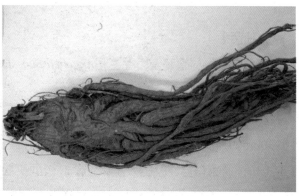

全归

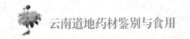

断面：断面黄白色或淡黄棕色，皮部较厚，有裂隙和多数棕色点状分泌腔，木部色较淡，形成层环黄棕色。

质地：质柔韧。

气味：有浓郁的香气，味甘、辛、微苦。

根据上述特征，人们将云当归与当归性状特征简要归纳为：

云当归：头大身子粗，支根短；当归：头小身子细，支根长。

四、常见伪品与掺假品

【前胡】

本品为伞形科植物白花前胡*Peucedanum praeruptorum* Dunn的干燥根。

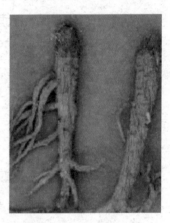

前胡

本品呈不规则的圆柱形、圆锥形或纺锤形，稍扭曲，下部常有分枝，长3~15cm，直径1~2cm。表面黑褐色或灰黄色，根头部多有茎痕和纤维状叶鞘残基，上端有密集的细环纹，下部有纵沟、纵皱纹及横向皮孔样突起。质较柔软，干者质硬，可折断，断面不整齐，淡黄白色，皮部散有多数棕黄色油点，形成层环纹棕色，射线放射状。气芳香，味微苦、辛。

【独活】

本品为伞形科植物重齿毛当归*Angelica pubescens Maxim* .F.Biserrata Shan et Yuan的干燥根。

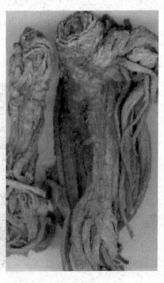

独活

本品根略呈圆柱形，下部2~3分枝或更多，长10~30cm。根头部膨大，圆锥状，多横皱纹，直径1.5~3cm，顶端有茎、叶的残基或凹陷。表面灰褐色或棕褐色，具纵皱纹，有横长皮孔样突起及稍突起的细根痕。质较硬，受潮则变软，断面皮部灰白色，有多数散在的棕色油室，木部灰黄色至黄棕色，形成层环棕色。有特异香气，味苦、辛、微麻舌。

【东当归】

为伞形科植物当归*Angelica sinensis* (oliv.) Diels 的根。

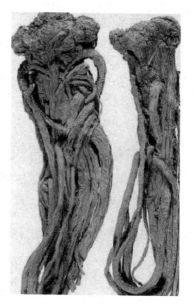

东当归

本品根头及主根粗短，略呈圆柱形，长1.5~3cm，直径1.5~2cm；主根主芦茎周围有数个芦茎相抱围四周下端分出侧根5~10余条，外形弯曲，长短不一，长3~10cm不等，直径0.2~1cm。表面黄棕色或棕褐色，有不规则的纵皱纹及横向椭圆形皮孔。主根顶端平截，中央为凹陷的茎痕，表面有横纹。质脆易折断，断面平坦，皮部白色或黄白色，有多数油室及裂隙，形成层环棕色，木部黄色或黄棕色，有多数油室及裂隙，形成层环棕色，木部黄白色或黄棕色，射线密集。木部约占直径的三分之一。具特殊芳香。味甜而后微苦、辛。

【欧当归】

为伞形科植物欧当归*Levisticum officinale* Koch的干燥根。

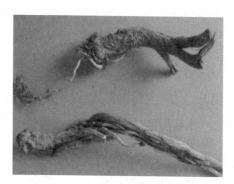

欧当归

本品呈圆锥形，根头膨大，几无环纹；顶端具2个以上茎痕及叶柄痕。主根较粗长，呈不规则长圆柱形，表面灰棕色或灰黄色。有皱纹及横长皮孔状疤痕，根头部有明显2个以上茎叶残基质韧性，断面白色或微黄白色；木部约占直径的二分之一。微臭，味微甘而麻舌。

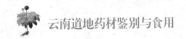
【云南野当归】

为伞形科植物云南野当归 *Angelica* H.M.的根。

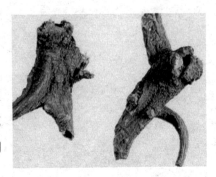

野当归

呈圆柱形，长5~10cm，常有数个分枝，以二枝呈"人"字形张开多见，根头部具横纹，顶端有茎痕或短鳞片残茎。表面棕色或黑褐色，具明显的抽沟或纵皱纹，侧根多切除。质坚硬，粗者不易折断，断面黄白色，有棕色斑点。具类似当归香气，味微苦而辛。

五、如何选购优质云当归

当归：以身干、个大、根头肥大、体长腿少、外皮黄棕色、肉质饱满、断面白色、气浓香、味甜者为佳。主根短小，支根多，香气较弱或颜色变成红棕色者质次。柴性大、干枯无油或断面呈绿褐色者不可供药用。

1.看外形

挑选云当归以头大、主根粗长、分支少为优质云当归。这种云当归在生长时吸收的阳光、水分、养分更多，价值更高。

2.看切面

云当归断面以黄白色为优质品，断面红棕色为质次。挑选切面密度紧凑的当归，因为密度为海绵状稀疏的当归多为背阴生长。

3.看颜色

挑选云当归以土棕色或淡褐色为佳，而黄白色或金黄色的当归片说明硫熏的比较严重，有刺鼻气味，当归香气淡。

4.闻气味

好的云当归有浓郁的香气，味甘、辛，微苦。总体来说以主根粗长、支根少、断面黄白色、香气浓郁为优质品。

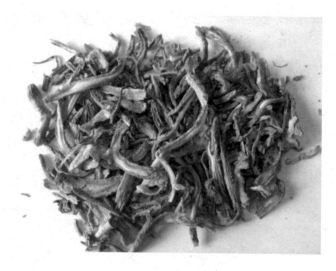

六、功效与使用

云当归含有多种氨基酸和各种微量元素，其中就有我们人体所必需的钙、铜、锌、磷、钾和铁等等。具有活血补血，生肌补血，调经止痛，润肠通便等作用。对女性有护肤美容的功效，还有对于长期在电脑前工作的上班族有助于改善肝脏的供血，起到解除疲劳的作用。云当归头的补血效果显著，而当归尾则偏于活血。所以对于女性妇科病有显著疗效，被中医界称为"圣药"。对心血管系统的疾病也有疗效。还可治疗中风，口吐白沫及产后风瘫。

中医认为：甘、辛，温。归肝、心、脾经。主要用于补血活血，调经止痛，润肠通便。用于血虚萎黄，眩晕心悸，月经不调，经闭痛经，虚寒腹痛，风湿痹痛，跌扑损伤，痈疽疮疡，肠燥便秘。酒当归活血通经。用于闭经痛经，风湿痹痛，跌扑损伤。

使用方法：可直接用开水泡，当茶喝。可治疗气血虚弱，面无血色。

可以以辅料搭配在汤料中。如产妇产后失血，妇女月经不调或身体虚弱，腰膝无力等等，都可在汤中放些当归，喝汤吃肉，以起到食补的作用；云当归还可以配合其他的药材一起放入酒中，泡成药酒。

云当归虽可以补血活血，但也不能吃多，特别是孕妇与小孩不能乱吃！

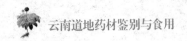

总之，当归是云南名贵药材之一，具有"十方九归"之说，在中医处方中广泛应用程度非常高，又被誉为"药帅"。又因其独特的补血活血，调经止痛疗效，被形象称为妇科要药和妇科人参。

参考文献

[1] 国家药典委员会.中国药典[S]. 一部.北京：中国医药科技出版社，2015：133-134.

[2] 国家中医药管理局《中华本草》编委会编.中华本草[M].1999.

[3] 柳长华，等.神农本草经，卷二，草（中品）.北京科学技术出版社，2016.

[4] 郭霞珍，王志飞，孙彩霞，等.雷公炮制药性解，卷二，草部上.人民军医出版社，2010.

[5] 周仲英.雷公炮制药性赋.湖南科技出版社，2014.

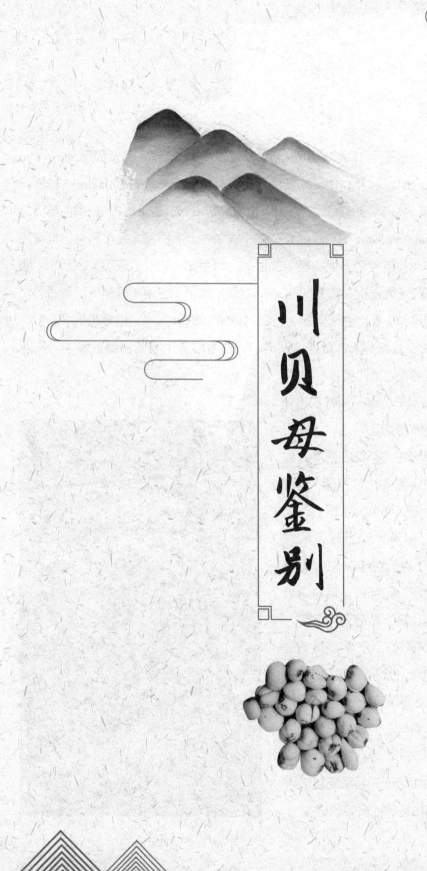

川贝母鉴别

一、概述

　　川贝母来源于百合科植物川贝母*Fritillaria cirrhosa* D.Don、暗紫贝母*Fritillaria unibracteata* Hsiao et K.C.Hsia、甘肃贝母*Fritillaria przewalskii* Maxim.、梭砂贝母*Fritillaria delavayi* Franch.、太白贝母*Fritillaria taipaiensis* P.Y.Li或瓦布贝母*Fritillaria unibracteata* Hsiao et K.C.的干燥鳞茎。川贝母为名贵药材，是清热润肺，止咳化痰的要药，堪称药中之宝。主产西藏（南部至东部）、云南（西北部）和四川（西部）海拔3200~4200m区域。也见于甘肃（南部）、青海、宁夏、陕西（秦岭）和山西（南部），海拔1800~3200m区域，也分布于尼泊尔。通常生于林中、灌丛下、草地或河滩、山谷等湿润土壤或岩缝土壤中。现四川、云南等地有少量种植。

　　川贝母最早记载于《神农本草经》，历代本草均有论述。《名医别录》将其称为"苦花，苦菜，勤母""疗腹中结实，心下满，淅淅恶风寒，目眩，项直，咳嗽上气，止烦热渴，出汗，安五脏，利骨髓"。现代祖国医学认为川贝母味苦，性微寒，归肺经，具有清热润肺，化痰止咳，散结消痛之功。可用于治疗痰热咳喘，咯痰黄稠之证；又兼甘味，故善润肺止咳，治疗肺有燥热之咳嗽痰少而黏之证，以及阴虚、燥咳、劳嗽等虚证；还有散结开郁之功，治疗痰热互结所致的胸闷心烦之证，及瘰疬痰咳等证；为润肺止咳的名贵中药材。

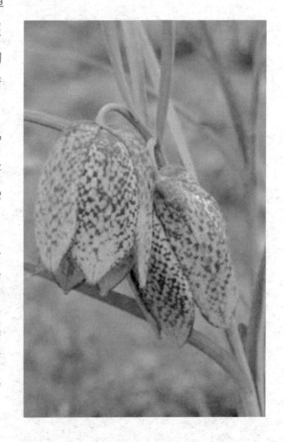

二、采收、加工与分类

野生川贝母在夏末和秋初两季采挖。种植栽培的川贝母在下种3年后秋季采挖，此时鳞茎浆汁多，质量好。因各产区气候不同，产季也不一致。四川、云南大约在6~7月为盛产期；青藏高原约在8月份；甘肃省约在5~6月。加工方法各地不一，主要的方法如下：

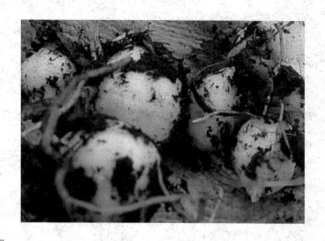

撞击法：将挖回的贝母晒至二至三成干，表面变硬时，放入布袋或竹筐内，加入大量麦麸，再振摇撞击去粗皮，用麦麸吸去撞击时渗出的水分。再晒干，簸净；此法加工川贝母的表面色白，不会有油子和黄子质量好，应予推广。

在干燥过程中，贝母外皮未呈粉白色时，不宜翻动，以防发黄。翻动用竹、木器而不用手，以免变成"油子""黄子"或"花子"。

注：油子——表面颜色变深，呈油浸状的变质贝母。黄子——颜色偏黄的变质贝母。花子——表面色泽不一致的变质贝母。

川贝母商品药材分为松贝、青贝和炉贝，以松贝质量最佳。

三、性状鉴别

（一）《中国药典》对川贝母性状描述

松贝呈类圆锥形或近球形，高0.3~0.8cm，直径0.3~0.9cm。表面类白色。外

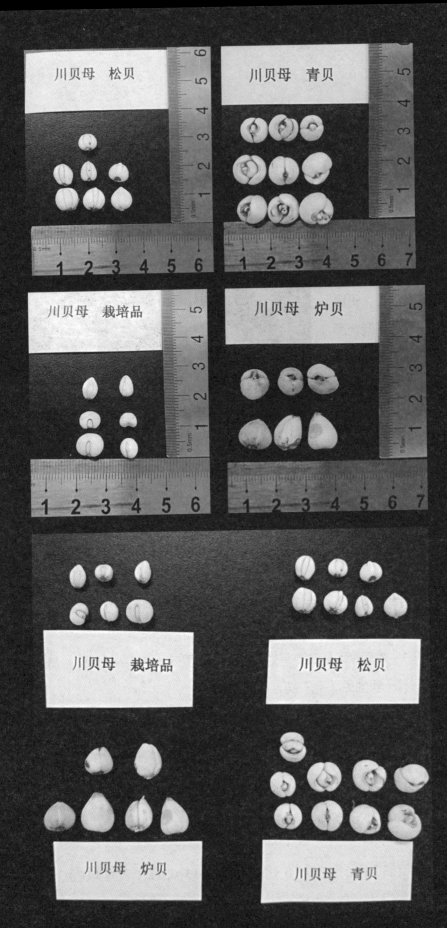

川贝母　松贝

川贝母　青贝

川贝母　栽培品

川贝母　炉贝

川贝母　栽培品

川贝母　松贝

川贝母　炉贝

川贝母　青贝

层鳞叶2瓣，大小悬殊，大瓣紧抱小瓣，未抱部分呈新月形，习称"怀中抱月"；顶部闭合，内有类圆柱形、顶端稍尖的心芽和小鳞叶1~2枚；先端钝圆或稍尖，底部平，微凹入，中心有1灰褐色的鳞茎盘，偶有残存须根。质硬而脆，断面白色，富粉性。气微，味微苦。

青贝呈类扁球形，高0.4~1.4cm,直径0.4~1.6cm。外层鳞叶2瓣，大小相近，相对抱合，顶部开裂，内有心芽和小鳞叶2~3枚及细圆柱形的残茎。

炉贝呈长圆锥形，高0.7~2.5cm,直径0.5~2.5cm。表面类白色或浅棕黄色，有的具棕色斑点。外层鳞叶2瓣，大小相近，顶部开裂而略尖，基部稍尖或较钝。

栽培品呈类扁球形或短圆柱形，高0.5~2cm，直径1~2.5cm。表面类白色或浅棕黄色，稍粗糙，有的具浅黄色斑点。外层鳞叶2瓣，大小相近，顶部多开裂而较平。

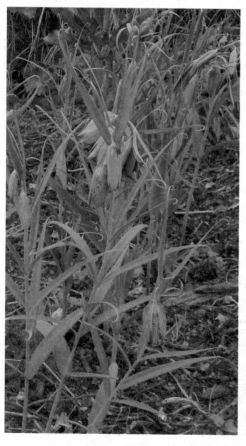

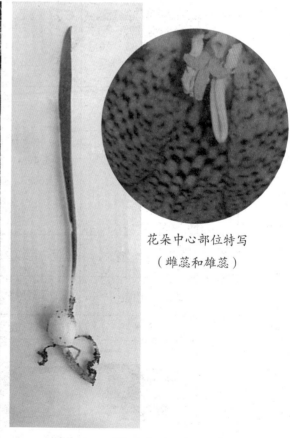

花朵中心部位特写
（雌蕊和雄蕊）

川贝母种植种群　　　　　　二年期植株

（二）性状经验描述

从性状上的不同分别习称为松贝、青贝、炉贝、栽培品。详见表8：

表8　川贝母商品鉴别简表

分类	松贝	青贝	炉贝	栽培品
外观	表面类白色，外有鳞瓣2枚，大瓣紧抱小瓣，未抱部分呈新月形，俗称"怀中抱月"；内有类圆柱形、顶端稍尖的心芽或小鳞叶1~2枚；顶端闭合，稍尖或钝圆，底部平，微凹入，中心有鳞茎盘，偶有残存须根，习称"蒜泥点"或"蒜泥蒂"	表面淡白色，光滑，外层鳞叶2瓣，大小相近，相对抱合，顶部开裂，内有心芽和小鳞叶2~3枚及细圆柱形的残茎	表面类白色或浅棕黄色，有的具棕色斑点，习称"虎皮斑"。外层鳞叶2瓣，大小相近，顶部开裂而略尖，基部稍尖或较钝	表面类白色或浅棕黄色，稍粗糙，有的具浅黄色斑点。外层鳞叶2瓣，大小相近，顶部多开裂而较平
形状	呈类圆锥形或近球形，高0.3~0.8cm，直径0.3~0.9cm。因其如豆如珠，又称"珍珠贝""米贝"	呈类扁球形，高0.4~1.4cm，直径0.4~1.6cm	呈长圆锥形，高0.7~2.5cm，直径0.5~2.5cm	呈类扁球形或短圆柱形，高0.5~2cm，直径1~2.5cm
断面	断面白色，富粉性	断面白色，富粉性	断面较粗糙	类白色或浅棕黄色，稍粗糙
质地	质地坚硬且脆	质地坚硬且脆	质地脆，但不如松贝、青贝坚实	质地脆
气味	气微，味微苦	气微，味微苦	气微，味微苦	气微，味微苦
图谱	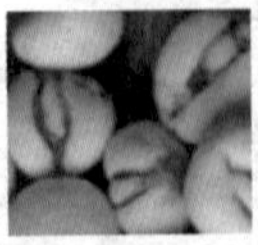	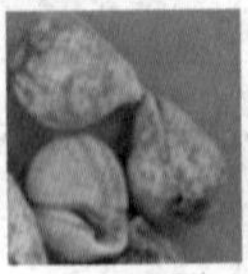	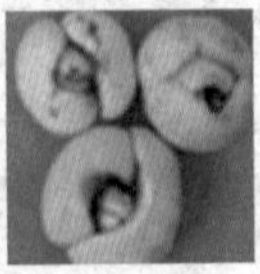	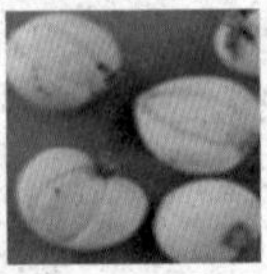

四、常见伪品与掺假品

【一轮贝母】

为百合科植物——轮叶贝母 *Fritillaria maximowiczii* Freyn的干燥鳞茎。

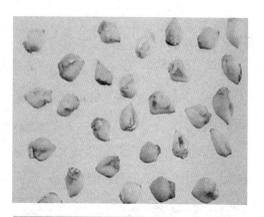

本品呈圆锥形或卵圆形，高0.4~1.2cm，直径约0.4~0.8cm。表面浅黄色或淡黄棕色。顶端渐尖，基部突出多数鳞芽，一侧有浅纵沟。质硬，难折断，断面角质。气微，味淡。有毒。

【东贝母】

为百合科植物东贝母 *Fritiuaria thunbergii* Miq.Var.Chekiangensis Hsiao et K.C.Hsia的鳞茎。

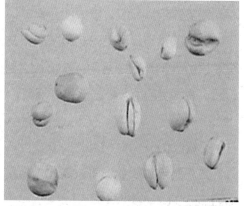

本品呈扁球形，直径1~2.5cm，高1~1.5cm。表面类白色，外层两枚鳞叶肥厚，对合，中央有皱缩的小鳞叶2~3片及干缩的残茎。质实而脆，易折断，断面白色，粉性。气微，味苦。

【草贝母】

百合科植物丽江山慈姑 *lphigenia indica* Kunth et Benth.的干燥鳞茎。

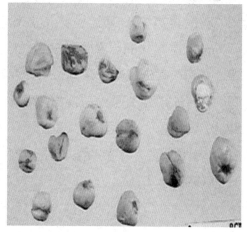

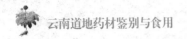

本品鳞茎呈不规则类圆锥形小块，高1~1.5cm，直径0.8~2cm，顶端渐尖，底部呈脐状凹入或平截。表面黄白色或黄棕色，光滑；一侧有一处从基部伸至顶端的纵沟。质坚硬，断面角质样或略带粉质，类白色或黄白色，味苦而麻。有大毒。

【山慈姑】

兰科植物杜鹃兰*Cremastra appendiculata*（D.Don）Makino的干燥假鳞茎。

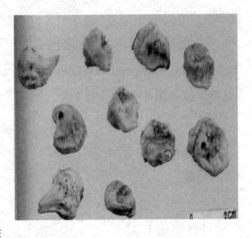

呈不规则扁球形或圆锥形，顶端渐突起，具叶柄痕，基部脐状，有须根或须根痕；表面黄棕色或棕褐色，凹凸不平，有皱纹或纵沟纹，膨大部分有2~3条微突起的环节，节上有的具鳞叶干枯腐烂后留下的丝状维管束。质坚硬，难折断，断面灰白色，略呈角质。气微，味淡，带黏性。

【薏苡仁】

本品为禾本科植物薏苡*Coix lacryma-jobi* Linn.的干燥成熟种仁。

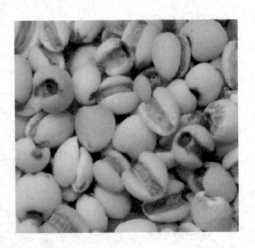

本品呈宽卵形或长椭圆形，长4~8mm，宽3~6mm。表面乳白色，光滑，偶有残存的黄褐色种皮；一端钝圆，另端较宽而微凹，有1淡棕色点状种脐；背面圆凸，腹面有1条较宽而深的纵沟。质坚实，断面白色，粉性。气微，味微甜。

五、如何选购川贝母

川贝母按产地不同又分为松贝、青贝、炉贝，其价格会因产地、大小、形状的不同而悬殊极大，其中又以产自四川松潘县的松贝质量最好。这种松贝颜色雪白，外观圆净，民间将其形容为"怀中抱月，菩萨打坐"，意思是颗颗松贝可站立在桌面上，白色的外衣中间镶着月牙，像是菩萨坐在中间，色泽形态像珍珠，又称为珍珠贝。

川贝母是越小越好，判别川贝有一个简单的方法：一般50g松贝有240粒以上，而产于四川等地的青贝一般50g也有190粒以上。炉贝、湖北大贝等虽然形状较大，但质地却很普通。

贝母还不能选择色泽太白的商品，因为太白的贝母可能是经过硫黄熏制过的；贝母的天然颜色应该是白中略带微黄色。

1.松贝

一等：顶端闭合，基部平。每50g在240粒以上。

二等：顶端闭合或开口，基部平或近似平底。每50g在240粒左右。

2.青贝

一等：顶端闭合或微开口，基部平。每50g在190粒以上。对开瓣不超过20%。

二等：顶端闭合或开口，每50g在130粒以上。对开瓣不超过25%。

三等：每50g在100粒以上。对开瓣不超过30%。

四等：顶端闭合或开口较多。表面牙白色或黄白色。大小粒不分。

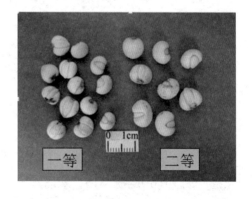

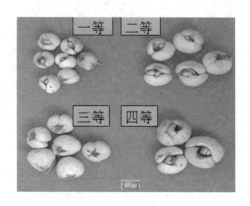

3.炉贝

一等：表面白色。大小粒不分。间有油贝及白色破瓣。

二等：表面黄白色或淡棕黄色，有的具棕色斑点。

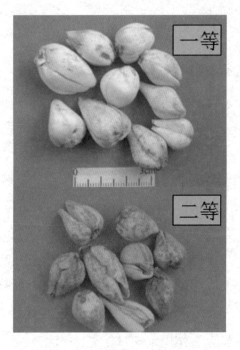

六、功效与使用

贝母是一种众所周知的止咳良药，应用贝母的成药也很多。如：川贝枇杷膏、复方川贝母片、桂林西瓜霜、黄氏响声丸。

川贝母：虚证咳嗽。清热润肺，化痰止咳，散结消痈。用于肺热燥咳、干咳少痰、阴虚劳嗽、痰中带血、瘰疬、乳痈、肺痈。用量：3~10g；研粉冲服，一次1~2g。

因微寒、味甘，止咳化痰之效较强，且有润肺的作用，痰多痰少均可使用，特别适用于肺燥所致之咳嗽。患者表现为咳嗽，伴有痰少、难咳，或痰中带血、口鼻干燥、咽干口渴等。此时可选用川贝母炖梨吃：取川贝母9~10克，用水浸泡，中等大小的鸭梨一个，挖去梨核，将浸泡后的川贝母连同水一起放入挖空的梨中，用锅蒸1h，加适量冰糖调味后食用。需要注意的是，目前已有服用川贝母出现过敏的报道，因此，过敏体质者应慎用。

市面上常用的贝母包括川贝母、浙贝母、伊贝母3种，其名字虽然相似，但功效却大不相同，购买时需加以注意区分。

目前川贝母货源紧缺，价格较贵，如果处方上只注明"贝母"，付给你应是川贝母而不应是浙贝母，购买时须看清楚。川贝母、浙贝母虽都是止咳良药，但也并非适用于所有人。例如，风寒咳嗽的患者，咳嗽时伴有白色稀痰、鼻塞、流清涕等症状，应服用一些温性的药物以温肺化痰。而川贝母、浙贝母都是寒性的药物，此时服用无异于雪上加霜，会加重病情。

川贝母：清肺润燥，肺虚久咳，燥热咳嗽及肺痛。川贝母性味甘寒，用于阴虚燥热者较为适宜。既可研粉吞服，也可与梨蒸后服。常与沙参、麦冬、生地等配伍治久咳肺燥之症，与知母同用以清热润燥、化痰止咳。与鱼腥草、鲜芦根、薏苡仁配伍开奏清热解毒、化痰排脓之效。

浙贝母：实证咳嗽。清热化痰止咳，解毒散结消痈。用于风热咳嗽，痰火咳嗽，肺痈，乳痈，瘰疬，疮毒。如果症见咳嗽胸痛、恶寒发热、咳吐腥臭脓痰、大便干燥、舌红口干等，则应选择浙贝母。浙贝母泻火的功效要强于川贝母，尤擅长清火散结，是治疗肺脓疡的良药。浙贝母最常用的方法为：浙贝母3~10g，水煎服，每日一次。

对以咳嗽、咳痰不利、痰黄黏稠、口干口渴、舌苔红为主要表现的风热咳嗽患者，既可选择川贝母，也可选择浙贝母。川贝母药性和缓，气味不浓，更适合于年老体弱者服用；而对于素体热盛的小儿及青年人来说，最好选择浙贝母。

伊贝母：清热润肺，化痰止咳。用于肺热燥咳，干咳少痰，阴虚劳嗽，咳痰带血。

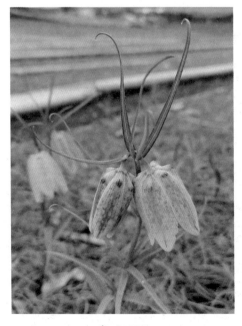

卷叶贝母

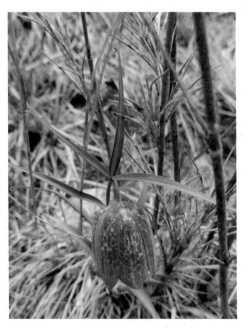

暗紫贝母

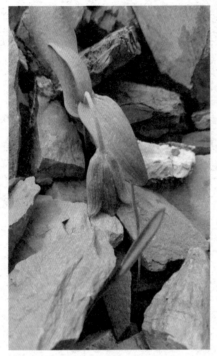

梭砂贝母　　　　　　　　　　甘肃贝母

【注意】

不宜与川乌、制川乌、草乌、制草乌、附子同用。

参考文献

[1] 国家药典委员会.中国药典[S]. 一部.北京：中国医药科技出版社，2015：36.

[2] 郭秀梅，等.本草经集注下，草（中品）.学苑出版社，2009.

[3] 尚志军，等.辑校.名医别录，卷第二.中国中医药出版社，2013.

[4] 国家药典委员会.中华人民共和国药典[M].2015.北京:中国医药科技出版社,2015:36-38.

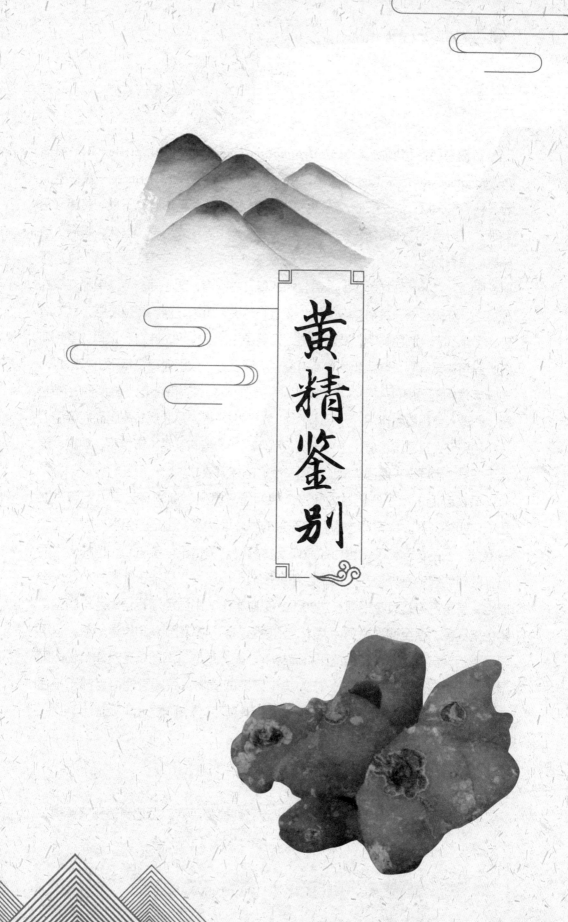

黄精鉴别

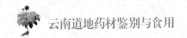

一、概述

黄精为百合科植物滇黄精*Polygonatum kingianum* Coll. et Hemsl.、黄精*Polygonatum sibiricum* Red.或多花黄精*Polygonatum cyrtonema* Hua的干燥根茎。春、秋二季采挖，除去须根，洗净，置沸水中略烫或蒸至透心，干燥。黄精又名黄芝、救穷草、鸡头黄精、老虎姜、鸡头姜、野山姜、太阳草、垂珠、鸡格、苟格等。具有悠久的药用食用历史，历代医家认为："太阳之草名黄精，食之可以长生。""补五劳七伤，助筋骨，耐寒暑，益脾胃，润心肺。""单服九蒸九曝食之，驻颜断谷。黄精宽中益气，使五脏调良，肌肉充盛，骨髓坚强，其力增倍，多年不老，颜色鲜明，发白更黑，齿落更生。"性平，味甘、入脾、肾、肺经，具有补气养阴、健脾润肺、补肾益精、安五脏、久服轻身延年不饥等功效，为临床常用的药食两用中药。近年来研究发现黄精具有降血压、降血糖、降血脂、调理人体机能等作用。在临床上可以治疗糖尿病、冠心病、高脂血症等症。除作药用外，其营养价值也十分丰富，制作成多种美味菜肴。集食用、观赏、美容于一身，市场需求量日益增加，具有良好的经济效益。

黄精商品主产于河北、内蒙古、陕西省、贵州、湖南、云南、安徽、浙江、广西等省区。具有发达的贮存养分的肥壮根状茎，也是药用植物营养和贮藏器官，多生长于林下，也可盆栽作观赏植物。黄精于早春时节，植株破土而出，吐新纳绿；春末夏初，黄绿色花朵形似串串风铃，悬挂于叶腋间，在风中摇曳，甚是好看；其花期可长达20天，花谢果出，由绿色渐转至黑色、白色、紫色或红色，直至仲秋，满目芳华，别具魅力。从赏花到观果长达半载，是不可多得的观赏植物。将其种植于乔灌林下、疏林草地、沟谷溪旁及建筑物阴面绿地花坛、花台及草坪周围，作为美化环境的植物，只要管理得当都无不适宜。因此，全方位、多层次地种植开发利用黄精药材，前景十分广阔。

二、采收、加工与分类

《中国药典》规定黄精药材商品来源三种植物黄精、多花黄精和滇黄精，前两种主产于河北、内蒙古、陕西省、湖南、安徽、浙江、广西等省区。后者主产云南、贵州等省市区，药材名统称黄精。黄精鲜品根茎肥厚，呈结节状、连珠状、块状、姜块状；表面有明显茎痕，圆盘状，稍凹陷，表面黄棕色或黄白色，较光滑或多分布有须根痕。干品呈类圆盘状，一端渐细，圆柱状，形似鸡头（鸡头黄精），常有短分枝，上面茎痕明显，圆形，微凹，周围隐约可见环节；有较多须根痕。表面金黄色、黄棕色，黄褐色，有的半透明，具皱纹；圆柱形有纵行纹理。质硬而韧，不易折断，断面角质，淡黄色至黄棕色。气微，味甜，嚼之有黏性。

根据原植物和药材性状的差异，黄精商品又分为姜形黄精、鸡头黄精和大黄精三种。一般认为：姜形黄精的原植物多花黄精，鸡头黄精的原植物为黄精，而大黄精（又名碟形黄精）的原植物是滇黄精。三者中以大黄精和鸡头黄精质量最佳，姜形黄精次之。滇黄精主产于云南、贵州、广西等地；黄精主产于河北、内蒙古、陕西省等地；多花黄精主产于云南、贵州、湖南等地。

（一）《中国药典》收载的品种

1. 黄精 *Polygonatum sibiricum* Red.

多年生草本。根茎横生，肥大肉质，黄白色，略呈扁圆形。有数个茎痕，

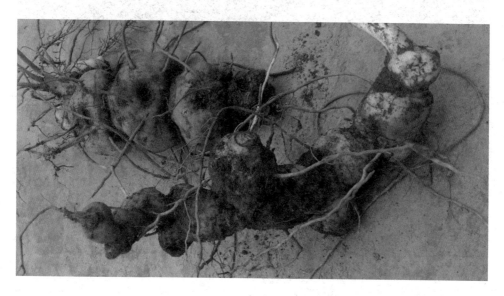

茎痕处较粗大，最粗处直径可达2.5cm，生少数须根。茎直立，圆柱形，单一，高50～80cm，光滑无毛。叶无柄；通常4～5枚轮生；叶片线状披针形至线形，长7～11cm，宽5～12mm，先端渐尖并卷曲，上面绿色，下面淡绿色。花腋生，下垂，花梗长1.5～2cm，先端2歧，着生花2朵；苞片小，远较花梗短；花被筒状，长8～13mm，白色，先端6齿裂，带绿白色；雄蕊6，着生于花被除数管的中部，花丝光滑；雌蕊1，与雄蕊等长，子房上位，柱头上有白色毛。浆果球形，直径7～10mm，成熟时黑色。花期5～6月，果期6～7月。

2. 多花黄精 *Polygonatum cyrtonema* Hua

多年生草本。根茎横生，肥大肉质，近圆柱形，节处较膨大，直径约1.5cm。茎圆柱形，高40～80cm，光滑无毛，有时散生锈褐色斑点。叶无柄，互生；叶片革质，椭圆形，有时为长圆状或卵状椭圆形，长8～14cm，宽3～6cm，先端钝尖，两面均光滑无毛，叶脉5～7条。花腋生，总花梗下垂，长约2cm，通常着花3～5朵或更多，略呈伞形；小花梗长约1cm；花被绿白色，筒状，长约2cm，先端6齿裂；雄蕊6，花丝上有柔毛或小乳突；雌蕊1，与雄蕊等长。浆果球形，成熟时暗紫色，直径1～1.5cm。种子圆球形。花期4～5月，果期6～9月。

本种与黄精区别于植株高大粗壮，根茎通常带结节状或连珠状，叶互生，花序通常有花3～7朵，总花梗1～4cm。

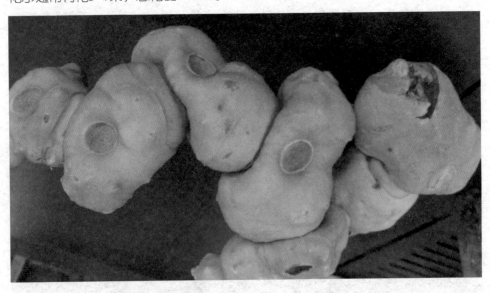

3. 滇黄精 *Polygonatum kingianum* Coll. et Hemsl.

多年生草本，高可达50cm~3m，根茎横生，有节，茎直立，单一。叶4~6片轮生，线形，长8~13cm，宽1.5~2cm，先端渐尖而卷曲，基部渐狭；无柄。花1~4朵腋生；花被筒状，淡红—粉红色—紫红色，6裂。浆果球形，熟时橙红色。花期4~5月，7~10月。

本种与黄精区别于植株高1~3m，顶端常作缠绕状，叶片轮生，叶片4~8，叶片线形或线状披针形，长6~20cm，宽3~30mm，先端渐尖并卷曲。花腋生，下垂，通常2~4朵成短聚伞花序，花被较大，筒状，长18~25mm，常带粉红色，浆果，成熟时红色。

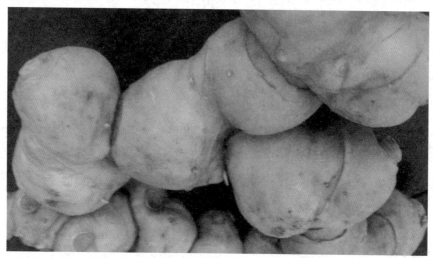

（二）各地习惯使用品种

除上三种主流品种外，各地还有同属多种黄精植物为地方习惯使用，应加以仔细区分。

1. 轮叶黄精 *Polygonatum verticillatum* (Linn.) All.

根茎近圆珠状，一端常较细，与粗的一端相互串状连接，圆盘状的一端有短分枝，粗端直径15~25mm，茎高可达1m。叶上部金库叶轮生，下部对生及互生，叶条状披针形，长5~10cm，宽3~6mm，先端不卷，花1~2，花梗长约1cm，俯垂。浆果红色，直径6~10mm，具6~10余粒种子。多分布于云南、四川、贵州

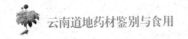

等省。

2. 卷叶黄精 *Polygonatum cirrhifolium* (Wall.) Royle

植物形态与轮叶黄精相似，根茎连珠状，直径2~5cm，茎高30~90cm，通常3叶轮生，亦有叶片稍多者，叶条状披针形，长6~10cm，宽5~8mm，先端卷曲成钩状，花通常2，花被淡紫色，总花梗3~5mm，浆果红色或紫红色，直径约8mm，含4~9粒种子。多分布于云南、四川、贵州等省。

3. 长梗黄精 *Polygonatum filipes* Merr. ex C. jeffrey et MCEwan

根茎结节状圆柱形，一端略膨大，有分支，直径1.5~4.5cm，圆柱形处6~12mm，茎高30~70cm。叶互生，椭圆形或长椭圆形，下表面有短毛，伞形花序，具花2~6，花梗细丝状，总花梗长3~8cm，花梗长5~15mm，花大，花被淡黄绿色，全长20~25mm，裂片长约2~4mm。筒内花丝贴生部分具短棉毛。浆果棕黑色，直径7~8mm，具3~5种子。分布于浙江、安徽、江西、河南等省。

4. 距药黄精 *Polygonatum franchetii* Hua

根茎连珠状，直径10~15mm，茎高50~80cm，下端茎较粗，直径约6mm，上端渐细。叶互生，叶片椭圆状披针形，长8~16cm，宽2~3.5cm。有3条明显叶脉。花序具2花被淡绿色，全长约2cm。分布于湖南、湖北、四川等省。

5. 节根黄精 *Polygonatum nodosum* Hua

根茎细，圆柱形，节部膨大成长形结节状，直径5~12mm，茎高20~40cm。叶互生，叶数少，通常5~9片，叶片椭圆形或倒卵圆形，长5~7cm，宽13~20mm，花序具花1~2，总花梗与花梗均长约1cm。花被淡黄绿色，全长约1cm，花冠筒口部缢缩。分布于云南、四川、湖北等省。

6. 湖北黄精 *Polygonatum zanlanscianense* Pamp.

根茎连珠状，肥大，直径2.5~4cm。植株高大，可达1m以上。叶轮生，每轮叶片3~6，多呈披针形，长5~15cm，宽10~25mm。先端卷曲，花序具花2~6，总花梗长约15mm，花梗长6~8cm；花被黄白色，全长5~10mm。浆果紫棕色，直径5~7mm。具2~4粒种子。分布于四川、湖北、浙江等省。

药材的质量与采收季节有密切的联系，采用根茎繁殖要生长2年以上、采用种子繁殖要生长4年以上，采收时间为9~10月，采收时间均可，但以秋末冬初所采质佳。采收黄精时将根茎挖出，采挖时尽量深挖，先从旁边先挖沟槽，顺着根茎生长方向，淘尽四周泥土，整块取出；如根茎作为种源时，勿用手拔，以免弄断鲜嫩根茎，影响种植后的生长。去掉茎叶、须根、泥沙，用清水洗净。整个或切片，大小分开，放入蒸笼内蒸至呈现油润时取出晾晒；或用沸水煮烫5min，以透心为准，然后取出晾晒，适当堆捂发汗，边晒边揉，直至全干。以蒸法加工者为熟黄精，沸水煮者为生黄精。

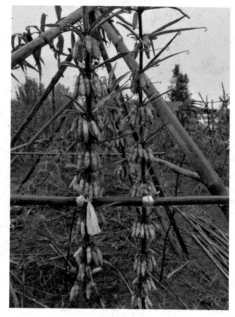

滇黄精植株

三、性状鉴别

1. 黄精

呈肥厚肉质的结节块状，一端粗呈圆盘状，一端渐细，呈圆柱状，全形略似鸡头，长2~11cm，结节长可达10cm以上，宽3~6cm，厚2~3cm。粗端直径1~2cm，常有短分枝，每一结节均有茎痕，结节上茎痕呈圆盘状，圆周凹入，中部突出，周围隐约可见环节。表面淡黄色至黄棕色，有的呈半透明。有皱纹，环节明显，节环上有较多须根痕，质硬而韧，不易折断，断面角质，黄白色至黄棕色，颗粒状，有众多黄棕色维管束小点。气微，味甜，嚼之有黏性。

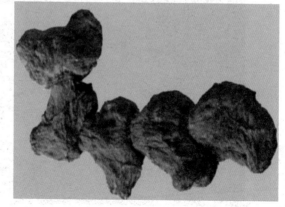

2. 多花黄精

呈连珠状或块状，圆柱形略弯曲，略呈圆锥形鸡头，常有分枝，头大尾细，形似鸡头。长3~10cm，直径0.5~3cm。

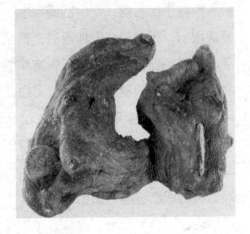

结节长2~4cm。表面黄白色或灰黄色，表皮剔除者半透明。有纵皱纹，全体有稍隆起呈波状的环节，结节上茎痕呈圆盘状，中心呈凹陷，直径0.5~0.8cm。结节上须根痕多，呈点状突起。质坚实，稍带柔韧，断面角质，颗粒性，多数黄白色，并有众多黄棕色点状筋脉（维管束）小点散列。气微，味微甜，有黏性。

3. 滇黄精

呈姜块状或连珠状，长短不等，常数个块状结节相连。直径2~4cm或以上表面灰黄色或黄褐色，表皮剔除者半透明。粗糙多皱纹，有稍隆起呈波状的环节及须根痕，结节上侧有突出的圆盘状茎痕，稍凹陷，直径0.5~0.8cm。质实，较柔韧，不易折断，断面黄白色至金黄色，平坦，颗粒状，有众多深色维管束小点。气微，味甘，有黏性。味苦者不可药用。

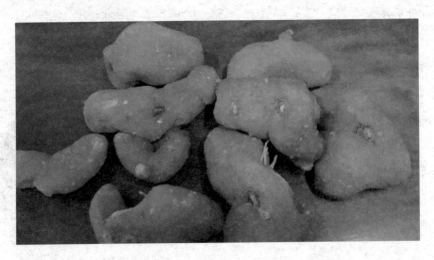

四、常见习用品（伪品）

除上述百合科黄精属植物还有30余种，分布全国各地。其中根茎肥大，一端粗一端细或呈肥厚块状或串珠状，节不甚明显，而且味甜者均可作黄精入药。除上述3种主流商品外，除以上三种植物作为黄精商品使用外，还有轮叶黄精*Polygonatum verticilla*，分布于山西、甘肃、陕西、青海、四川、云南、西藏等省、区。卷叶黄精*Polygonatum cirrhifdium* 分布于陕西、甘肃、宁夏、青海、四川、云南、西藏等省、区。互卷黄精*Polygonatum alternicirr kostom*，分布于四川。热河黄精*Polygonatum macropodium* 分布于辽宁、河北、山东、山西。长梗黄精*Polygonatum fifipes* 分布于长江以南地区。对叶黄精*Polygonatum cathcatii* 分布于四川、云南、西藏。其中轮叶黄精、卷叶黄精味苦者不能作为黄精商品使用。

【湖北黄精】

外形呈连珠状，长2~3.5cm，明显比正品短，外表为黄棕色，具有不规则较粗的皱纹，质硬，不易折断，断面较平坦，不具有角质样或蜡质状，散在有多数椭圆形棕色小点；闻之亦气微，但口尝味甜而带苦头，嚼之也不黏口。

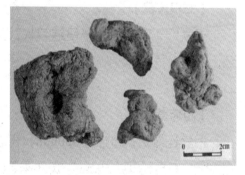

湖北黄精

【轮叶黄精】

根茎连珠状或鸡头状，一端常较细，每一根茎长3~5cm，粗端直径1.5~2cm。常有分枝突出呈菱角状。细端长1~1.5cm，直径约6mm；粗端茎痕明显，圆盘状，直径约5~7mm。周围隐

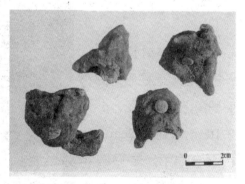

卷叶黄精

约有圆形环纹，细端环节明显，节间距离3~6mm。须根痕突出，直径约1mm。表面棕黄色，具细皱纹。气弱，味甜。

【卷叶黄精】

本品为二至数个结节轮生的块状，长5~12cm，直径1~1.5cm，根茎粗端直径较大，2~4cm，茎痕直径5~10mm，须根痕直径约为2mm。表面黄棕色，每个结节上有圆形茎痕。味甜偶苦。

【长梗黄精】

结节状圆柱形，结节处有突出分支，直径12~15mm，有时4cm，细处直径6~10mm，茎痕圆盘状，直径3~6mm，环节明显，表面棕黄色、黄色、黄棕色，有细皱纹。须根痕直径0.5~1mm。气弱，味甜。

【节根黄精】

根茎细，圆柱形，略呈结节状，直径5~7mm，有时至1cm。表面浅黄灰色，环节明显，有细皱纹，须根痕众多，直径0.3~0.5mm。气弱，味微甜。

【距药黄精】

根茎连珠状，直径10~20mm，表面具细密环节，节间距离1~5mm，茎痕圆盘状，有直径可达10mm。表面深黄色。须根痕多，直径约1mm，气弱，味微。

【热河黄精】

本品呈圆柱形，一端稍尖，有时分叉，长5~10cm，直径1~2cm，表面深棕色，茎痕圆形，直径约0.5cm，节呈环状隆起，节间疏密

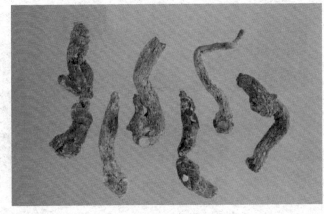

热河黄精

不一。

上述多种黄精在部分地区作为黄精商品使用，应与《中国药典》规定黄精药材商品来源三种植物黄精相区别。

五、如何选购优质黄精

黄精商品加工后，按其质量优劣人们又将黄精商品分为姜形黄精、鸡头黄精、大黄精。以姜形黄精质量最佳，鸡头黄精次之，大黄精最次。三种黄精性状基本相同，唯熟黄精内外呈乌黑色或金黄色，点状筋脉，气香而醇厚，味纯甜而不刺喉。黄精商品质量以个大肥润、油润、色黄、质润泽柔软、断面半透明者为佳。生黄精以表面棕黄色、断面黄白色、糖性足者为佳，习称"冰糖渣"；熟黄精以个大，肥厚，半透明金黄色或内外乌黑色，质柔润，气香，味纯甜而不刺喉者为佳。反之，外形瘦弱，糖性少，色暗者次之。

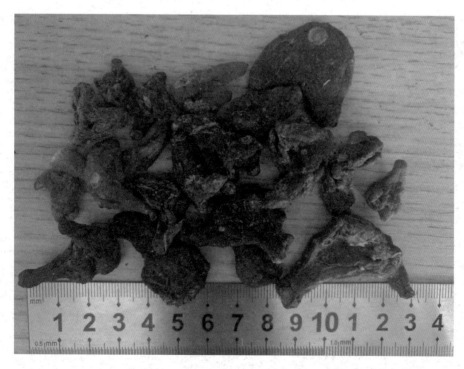

黄精商品炮制方法各地不尽相同，现代多为酒制、蒸制、黑豆制、熟地黄

制、蜜制五种。云南的方法是黑豆制，具体制法为取黄精片，拣净杂质，浸泡2d，每日换水1次，取出。每黄精100kg，用黑豆10kg，煮水取汁合煎12h，取出，晒至半干，再加蜂蜜及白酒各5kg，共兑化拌匀后，蒸24h，蒸至黑色，无麻味，晒干或干燥。

包装应用洁净的麻袋、编织袋、布袋或有衬垫纸箱。装运过程中要避免挤压、踩踏，以防止药材受损伤或造成对药材的污染，应按《药品管理法》的有关规定加挂标签，以便质量溯源。

六、功效与使用

中医认为：黄精性甘，味平，归经归脾、肺、肾经。具有补气养阴，养阴润肺，补脾益气，滋肾填精的功能。主治阴虚劳嗽、肺燥咳嗽、脾虚乏力、食少口干、消渴、肾亏腰膝酸软、阳痿遗精、耳鸣目暗、须发早白、体虚羸瘦、

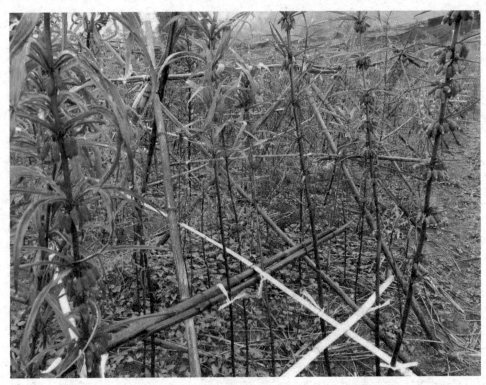

滇黄精

风癞癣疾。用于脾胃虚弱、体倦乏力、口干食少、肺虚燥咳、精血不足、内热消渴。是老年人较理想的补养之品，无大补温燥之品可能带来的副作用。

使用方法：用于阴虚肺燥、干咳少痰及肺肾阴虚的劳嗽久咳等。可单用熬膏服，或配川贝母、知母等同用；治劳嗽久咳，可配地黄、天冬、百部等同用。

用于脾胃虚弱。黄精既补脾阴，又益脾气。若脾胃气虚而倦怠乏力，食欲不振，脉象虚软者，可与党参、白术等同用。

如脾胃阴虚而致口干食少，饮食无味，舌红无苔者，可与石斛、麦冬、山药等同用。

用于肾虚精亏的头晕，腰膝酸软，须发早白及消渴等。治肾虚精亏，常配枸杞子等同用。

治消渴，常配生地黄、麦冬、天花粉等同用。

现代研究：黄精含有黄精多糖、低聚糖、黄精皂苷、氨基酸、黄酮、蒽醌等活性成分。还具有降血压、降血糖及降血脂，有延缓衰老作用。可以增加冠状动脉血流量，防止动脉粥样硬化，增强蛋白激酶活性，提高心肌细胞cAMP的水平，有抗缺氧、抗疲劳、抗衰老作用。黄精多糖具有免疫激活作用，能增强免疫功能，增强新陈代谢和抗肿瘤作用，并能明显对抗^{60}Coτ射线所致小鼠外周血白细胞及血小板总数的减少。入药黄精又分为生黄精、熟黄精、甜黄精、制黄精、酒黄精等，功效略有不同，各有偏向，要根据患者病情体质加以灵活应用。

黄精是云南的地道药材之一，也是药食两用的重要药材。除了入药、泡酒，还可以做药膳。可以做成黄精炖瘦肉汤、黄精当归鸡蛋汤、黄精粥、黄精蒸鸡等膳食调养菜谱。如黄精粥适用于阴虚肺燥、咳嗽咽干、脾胃虚弱，黄精蒸鸡则对冬季体倦乏力、腰膝酸软、怕冷等甚有疗效。

黄精还含有多种天然美容活性成分，具有抗衰老、防辐射、抗炎、抗菌，还有生发乌发、固齿等美容功能，可开发纯天然的中草药沐浴露、护发乌发洗发水、面膜等美容用品。

参考文献

[1] 国家药典委员会. 中华人民共和国药典2015版（一部）[S]北京：中国医药科技出版社，2015：306-307.

[2] 徐显玲.安徽药用黄精植物资源及综合利用[J].中药材，1996,19（2）：67-68.

[3] 李经纬，等. 中医大词典一2[M].北京：人民卫生出版社，2004：1526.

[4] 高学敏，等主编.中国药典中药材及饮片彩色图鉴（第三卷）[M].山西科学技术出版社，太原：2015：840-841.

[5] 广东省食品药品检验所编著.中国中药材真伪鉴别图典2（第3版）[M].广东：广东科技出版社，2014：235.

[6] 中国科学院中国植物志编辑委员会编著.中国植物志（第15卷）[M].北京：科学出版社，2013:62~80.

[7] 黄瑶，石林. 黄精的药理研究及其开发利用[J]. 华西药学杂志，2002,17（4）:278~279.

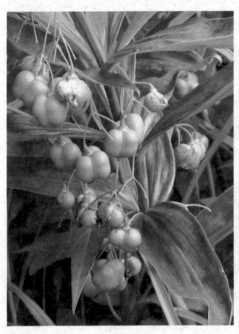
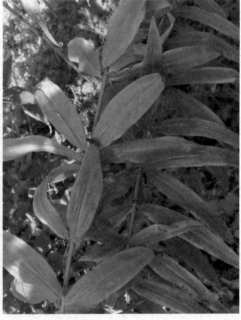

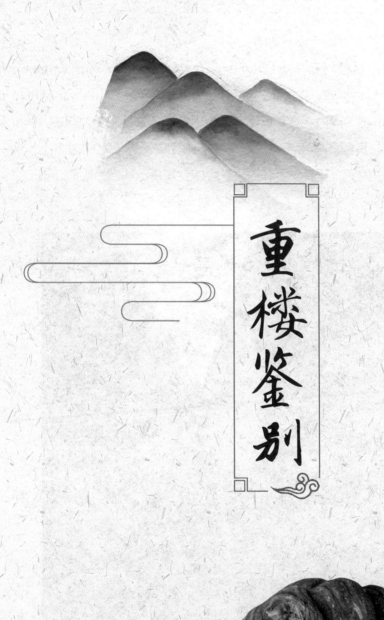

重楼鉴别

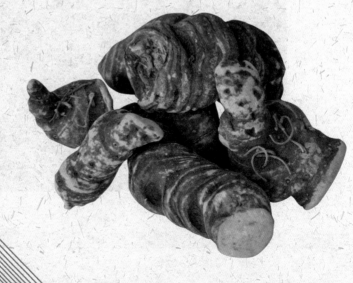

一、概述

重楼为百合科植物云南重楼*Paris polyphylla* Smith var.*yunnanensis*（Franch.）Hand.-Mazz.或七叶一枝花*Parispolyphylla* Smith var.*chinensis*（Franch.）Hara的干燥根茎。其药用在中国历史悠久，使用较为普遍，向来被誉为蛇伤痈疽之良药。早在《神农本草经》中即以蚤休之名列为下品，谓："味苦微寒，主惊痫，摇头弄舌，热气在腹中，癫疾、痈疾，阴浊，下三虫，祛蛇毒，一名蚤休，生山谷"，其后历代本草均有收载。

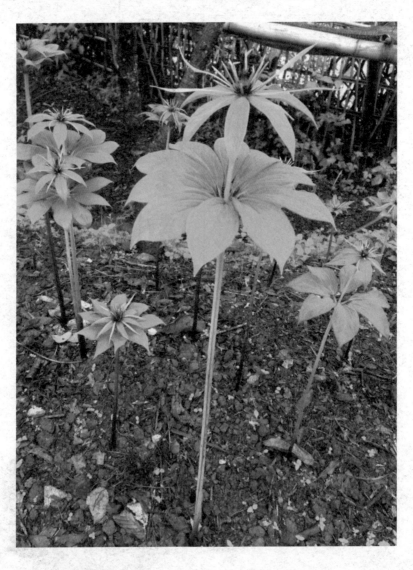

　　重楼分布在南北各地，包括贵州、广西、西藏、湖南、广东、陕西、甘肃等省均有分布，蕴藏量最大的地方是云贵高原至邛崃山区，其中以云南、四川等地的种类和资源最为丰富，而地域辽阔的大西北分布较少。重楼药用价值高，但其种子具有胚后熟的生理特性，不能干藏，种子变干后即失去发芽能力，在自然条件下需要经过两个冬季的时间才能萌发，出苗时间长，出苗率低，且生长期缓慢，自然状态下，野生品种一般需要10年才能成为合格的商品重楼，加之市场需求逐渐增加，野生资源已处于枯竭边缘。2004年，云南白药集团承担的中药现代化基地专项项目《重楼优质种源繁育研究及GAP示范基地建设》，收集保存了世界上已经报道的24种野生重楼中的23种，建成了目前世界上最齐全的重楼种质资源库，并在重楼引种驯化繁育、栽培技术体系以及病虫害防治等方面取得了一些成绩。

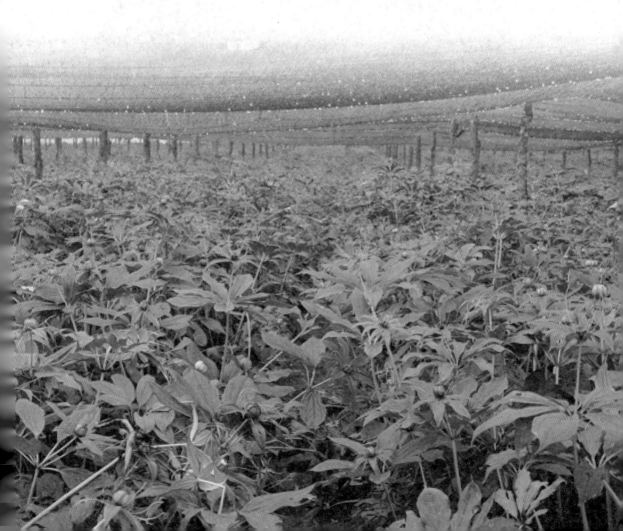

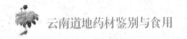

二、采收、加工与分类

　　重楼药用部位为根茎，秋季采挖，除去须根，洗净，晒干或干燥，在干燥过程中应在半干时让其发汗再行干燥至全干。

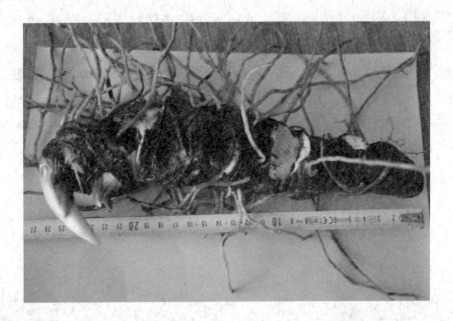

重楼饮片

　　取原药材，除去杂质，大小分开，洗净，浸泡8~12h，至约七成透时，取出，闷润12~24h，至内外湿度一致，切厚片，干燥，筛去碎屑即可。重楼饮片为不规则厚片。外表皮棕褐色或黄棕色，有时可见环纹。切面白色至黄白色，粉性或角质。质坚实。气微，味微苦、微有麻舌感。

　　重楼商品一般分为选装货或为统货，以粗壮、质坚实、断面色白、粉性足者为佳。

三、性状鉴别

（一）《中国药典》对重楼性状描述

本品呈结节状扁圆柱形，略弯曲，长5~12cm，直径1.0~4.5cm。表面黄棕色或灰棕色，外皮脱落处呈白色；密具层状突起的粗环纹，一面结节明显，结节上具椭圆形凹陷茎痕，另一面有疏生的须根或疣状须根痕。顶端具鳞叶和茎的残基。质坚实，断面平坦，白色至浅棕色，粉性或角质。气微，味微苦、麻。

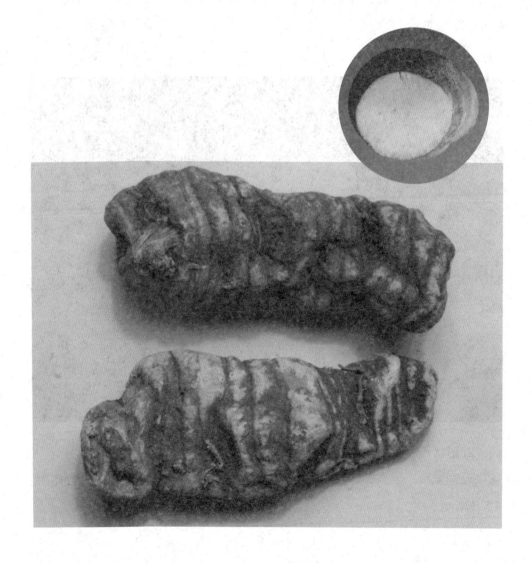

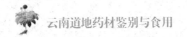

（二）性状经验描述

1. 外观

云南重楼（滇重楼）：表面黄棕色，少数灰褐色，较平滑，环节较稀疏，突起不明显，节间长0.5~5mm，茎痕半圆形或扁圆形，不规则排列，直径0.5~1.3cm，表面较平或稍突起。

七叶一枝花：表面淡黄棕色或黄棕色，具斜向环节，环节突起不明显，节间长0.15~0.5cm，顶端及中部较稀疏，末端稍密，上侧有半圆形或椭圆形凹陷的茎痕，直径0.5~1.1cm，略交错排列，其两侧稍缴缩呈结节状，下侧有稀疏的须根痕迹，少数残留的淡黄色须根，膨大顶端具凹陷的茎残基，有的环节可见鳞叶。

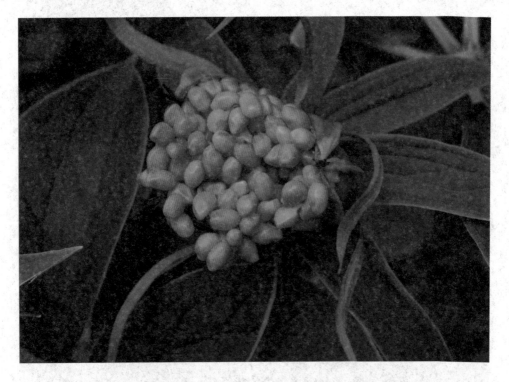

2. 形状

云南重楼：呈类圆柱形，粗壮，多较平直，少数弯曲。直径1.2~6cm，长4.5~12cm。

七叶一枝花：呈类圆锥形，略扁，常弯曲，顶端及中部较膨大，末端渐细。直径1.3~3cm，长3.7~10cm。

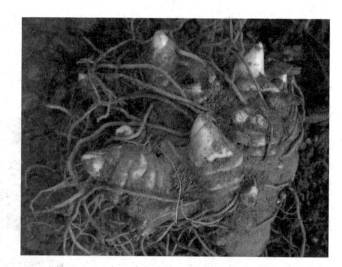

3. 断面

云南重楼：断面粉质或胶质。

七叶一枝花：断面平坦，粉质或胶质。

4. 质地

云南重楼：质坚硬，不易折断。

七叶一枝花：质坚实，易折断。

5. 气味

气微，味微苦、麻。

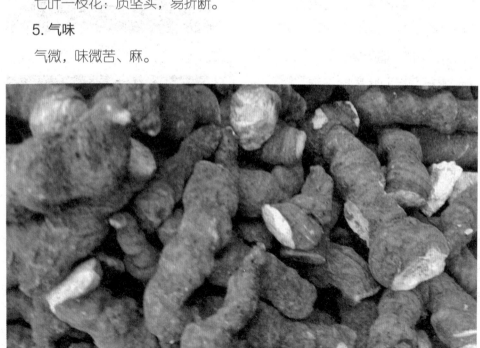

重楼属植物除了上述药典收载种外，还有五指莲、长柱重楼、大理重楼等十多种同属植物在各地作为重楼商品在流通使用。还有如南重楼、球药隔重楼收载于《云南省药品标准（2005年版）》，四川省药材标准中，各地对重楼属植物应用范围有所不同。

（1）南重楼

本品呈结节状扁圆柱形、类圆柱形或类圆锥形，常弯曲，长3~18cm，直径1~6cm。表面黄棕色或棕褐色，外皮脱落处呈类白色，具密集的环状节，节间长2~8mm，一面结节明显，结节上有明显的半圆形或近圆形凹陷的茎痕，略交错排列，另一面有疏生的须根和疣状须根痕。顶端具鳞叶和茎的残基。质坚实，不易折断，断面平坦，白色至浅棕色，多胶质或角质。气微，味微苦，麻。

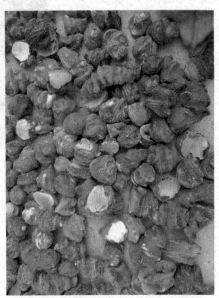

南重楼

（2）球药隔重楼

本品呈结节状扁圆柱性，略弯曲，长7~13cm，直径0.8~4cm。表面黄棕色或灰棕色，外皮脱落处呈白色；密具层状突起的粗环纹，一面结节明显，结节上具椭圆形凹陷茎痕，另一面疏生的须根痕。顶端具鳞叶和茎的残基。质坚实，断面平坦，白色至浅棕色，粉性或角质。气微，味微苦、麻。

（3）长柱重楼

本品大部分上部已被切除，留下呈圆锥形的中、下部分，长6~11cm，直径0.7~6cm，表面深褐色，外皮脱落处呈灰

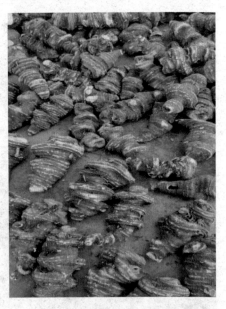

长柱重楼

白色，表面具层状突起的粗环纹及纵裂纹，结节上有交错排列的椭圆形茎痕，并具少数疣状粗根痕。下部根状茎细、弯曲，少数完整的根状茎顶端具鳞叶及凹陷的茎残基。质坚实，不易折断，断面灰白色。多为角质。气微，味苦、麻。

五指莲为百合科植物五指莲*Paris axialis* H.Li的干燥根茎。呈扁圆柱形，略弯曲，少数具分枝，直径0.5~1.2cm，长2.9~5.8cm。表面黄棕色，常皱缩，具较密集的环节，节明显突出，节间长0.1~0.3cm；茎痕较少，呈半圆形，直径0.4~0.7cm。质脆，易折断，断面类黄白色，常呈角质样。

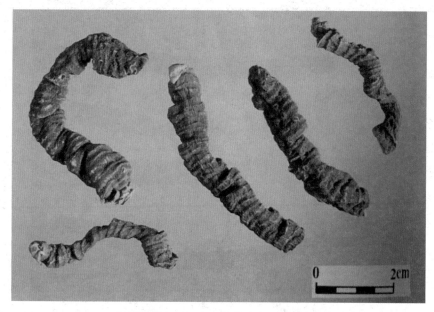

蚂蟥重楼，由五指莲等多种重楼构成

四、常见伪品

【万年青】

本品为百合科植物万年青*Rohdea japonica*（Thunb.）Roth的干燥根和根茎。

根茎呈圆柱形，稍弯曲，很少有分歧，长5~15cm，直径1~2cm。表面灰褐色，皱缩，具有密集的波状环节，有圆点状根痕，有时尚留有长短不等的须根。顶端有时可见茎痕及叶痕。质韧，断面浅棕至棕红色或近于白色，带海绵

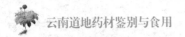

状，散有黄色维管束斑点。气微，味苦、辛。

【拳参】

本品为蓼科植物拳参*Polygonum Bistorta* L.的干燥根茎。

本品呈扁长条形或扁圆柱形，弯曲，有的对卷弯曲，两端略尖，或一端渐细，长6~13cm，直径1~2.5cm。表面紫褐色或紫黑色，粗糙，一面隆起，一面稍平坦或略具凹槽，全体密具粗环纹，有残留须根或根痕。质硬，断面浅棕红色或棕红色，维管束呈黄白色点状，排列成环。气微，味苦、涩。

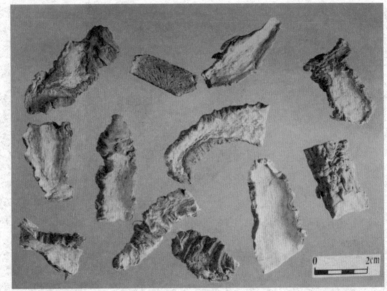

万年青

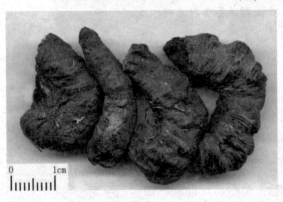

拳参

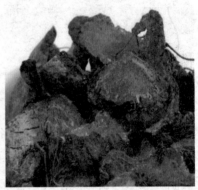

莪术片

【禹白附】

本品为天南星科（Araceae）植物独角莲*Typhonium giganteum* Engl的干燥块茎。

本品呈椭圆形或暖圆形，长2~5cm，直径1~3cm。表面白色或黄白色，略粗糙，有环纹及小麻点状的根痕，顶端显茎痕或芽痕。质坚硬，难折断，断面白色，富粉性。无臭，味淡，嚼之麻辣刺舌。有毒。

五、如何选购优质重楼

1. 看外形

挑选重楼以个子大，长度5cm以上，直径1cm以上，表面黄棕色，体重结实紧者为佳，因为重楼的生产周期较长，一般需要7年时间其有效成分含量才能达到《中国药典》规定标准。

2. 看切面

断面白色、平坦，粉性足者为佳。商品上将重楼分为粉质重楼（断面洁白或黄白色，粉性足，质脆易碎）和胶质重楼（断面黄棕色，角质或半透明状，质地绵软或坚韧，不易粉碎）。习惯上认为粉质者质优，入药居多。

3. 口尝

重楼无臭，味微苦，有轻微麻舌感。

六、功效与使用

通过对重楼的化学成分分析，其主要的有效成分是甾体皂苷，约占总化合物数目的80%，还含有植物蜕皮激素、植物甾醇、黄酮、蚤休甾酮、单宁酸、肌酐酸、鞣质、氨基酸及生物碱等，均有很强的生理和药理活性。现代药理研究表明重楼具有抗肿瘤作用，镇静、镇痛作用，抑菌、抗菌作用，增强免疫力、抗炎、抗病毒作用，还具有止咳平喘、杀灭精子等作用。临床用于治疗胃炎、带状疱疹效果显著，另外，重楼常被组成方剂用于癌症的治疗，如食管癌、喉

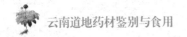

癌、直肠癌、肺癌、宫颈癌、白血病等，均有满意的疗效。

中医认为：重楼性微寒，味苦，有小毒；归肝经，有清热解毒，消肿止痛，凉肝定惊之功效。用于治疗疔疮痈肿、咽喉肿痛、蛇毒咬伤、跌扑伤痛、惊风抽搐等症。云南民间常用于外伤出血、骨折、扁桃腺炎、腮腺炎、乳腺炎、肠胃炎、肺炎、疟疾、痢疾等多种疾病。

使用方法：用治痈肿疔毒，可单用为末，醋调外敷，亦可与黄连、赤芍、金银花等同用，如夺命汤（《外科全生集》）。若治咽喉肿痛、疟腮、喉痹，常与牛蒡子、连翘、板蓝根等同用。若治瘰疬痰核，可与夏枯草、牡蛎、大贝母等同用。单用本品研末冲服，另用其鲜根捣烂外敷患处，治疗毒蛇咬伤，红肿疼痛，也常与半边莲配伍使用。若治疗跌打损伤，可单用研末冲服，治疗外伤出血、跌打损伤、瘀血肿痛，也可配三七、血竭、自然铜等同用。

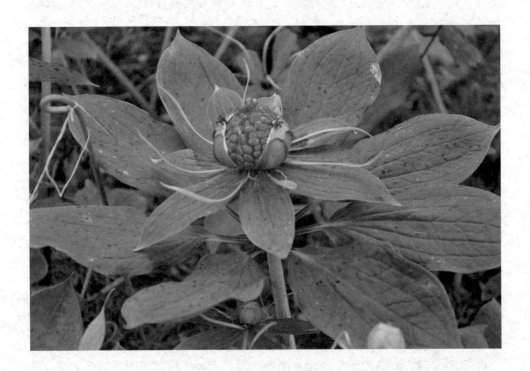

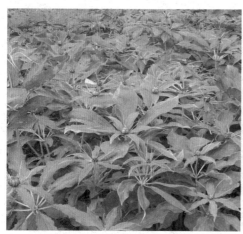 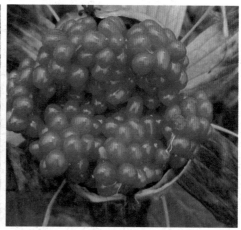

参考文献

[1]杨志，赵瑞敏. 重楼资源现状分析及其人工种植的发展.2012年云南省药学大会论文集，2012：90~93.

[2]洪燕，韩燕全，刘向国，等. 重楼的质量控制及药理研究进展.山西中医学院学报，2013：66~69.

[3]李学彬，秦伟华，王宝庆. 重楼与其伪品拳参的鉴别.中华实用医药杂志.

[4]迟学兰. 重楼及其伪品的区别与应用.中药鉴定理论与实践，2017：209~210.

[5]赵仁，谭慧，山学祥，等. 云南重楼种植与可持续发展.云南中医学院学报，2016：90~94.

[6]马云淑，吕俊. 胶质重楼与粉质重楼主要药理作用的比较研究.中西医结合心脑血管病杂志，1999.

[7]李恒. 重楼属植物，1998.

[8]中国食品药品检定研究院，广东省食品药品检验所. 中国中药材真伪鉴别图典，2010.

[9]黄红中. 中药材饮片鉴别与应用图谱，2014.

[10]国家药典委员会. 中华人民共和国药典2015年版一部.